「植」得一口好牙

沈瑞文 醫師 著

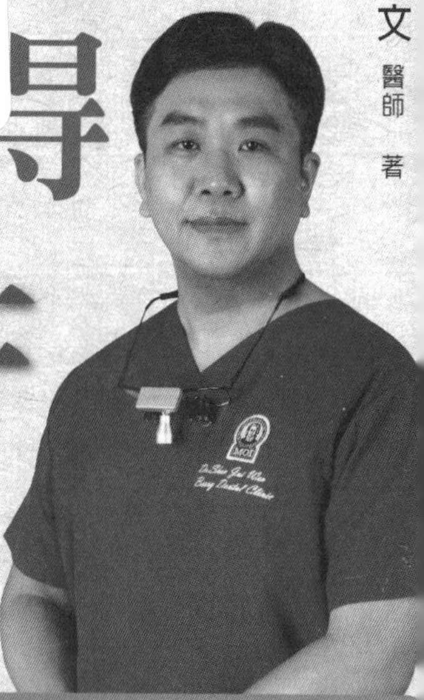

安心植牙大小事

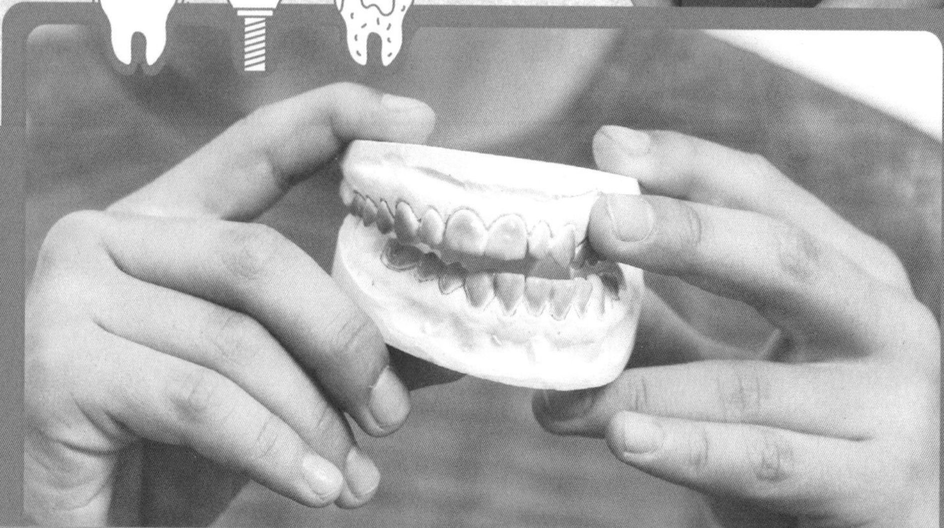

植牙，

就是把釘子「**種**」進骨頭之中？

不管是**單顆植牙**或**全口植牙**，專業牙醫師治療前中後細節全揭露，

從**微創**、**雷射**、**無痛**，再到「一日植牙」的冷銲新技術，

找回健康，從「齒」開始！

目錄 Contents

目錄 Contents

PART 5

「植」得好牙：植牙新趨勢——冷銲

附錄

你「植」得一口好牙！安心植牙案例全圖解

推薦序一

植與不植？醫病關係本質是「信任」！

在一次牙醫客訴抱怨的處理案件上，一名病患對於自己是否需要植牙的理解並不清楚，經過與醫師、診所人員反覆諮詢之後，終於爆炸了。

每個人都「植」得一口好牙

開始就是一連串不信任的控訴：「只想要叫我植牙，卻沒別的選擇，比別家貴一倍，還想要坑殺我！我要去Google留負評，昭告天下……。」諸如這類的誤會，對於醫病雙方來說都是「雙輸」，但是現今網路資訊發達、牙科競爭激烈、患者預期過高的環境底下，的確是每天都在上演的戲碼。

若是用Google搜尋「植牙」，首先就會跳出一大堆牙醫診所的廣告。此外，還有一堆看似真實體驗的分享文，但其實是行銷公司的置入性廣告；臉書亦是，若曾經看過牙科相關的貼文，就會一直跳出牙科診所行銷的廣告，內容文案都非常精美誘人。

這麼多爆炸性的資訊底下，民眾真的有辦法選擇適合自己的醫師與療程方案，來解決缺牙問題嗎？

安心植牙，選一位「懂你」的醫師

在《「植」得一口好牙：安心植牙大小事》一書中，沈瑞文醫師先探討了究竟「植與不植」的各種案例，讓初次尋求牙齒重建的病患，深入淺出地瞭解並對應到自身的情況，在尋求諮詢之前，能夠先撇開任何商業性的因子，自我進行一次客觀評估。

書中強調，選對一位好牙醫真的超重要！由於植牙療程在台灣沒有所謂的官方專科認證，很多醫師都宣稱自己是植牙專科醫師，眾多植牙醫學會的名稱排列組合不下二十個，讓民眾眼花撩亂。

醫師的評價不只是來自於民眾，更來自於同業對於專業度的評鑑，以及個人所累積的醫德。本書能引導被網路資訊混淆的民眾，挑選一位專業、適合自己，且能夠先「懂你」的醫師，同時避免自己有錯誤的期待，讓醫病雙方產生不愉快的衝突。

從二〇一八年起，第一次與沈醫師開始合作醫病關懷，前後與他討論過一百個「植牙民眾問卷回饋」的案例。在牙科產業中，非常難得有像他這麼重視患者回饋的醫師，認真花時間處理後，都是親自回覆病患，讓每個療程的滿意度都達到最高。

很高興這本書的出版，對於正在尋求牙齒重建的民眾，或是已經進行植牙療程的術後保養需知，甚至是剛開始入門植牙的新手醫師，相信這本書是值得放在案頭，隨時可以提供協助的好工具。

Dr. Right 精準關懷客服總監

Irene Lee

推薦序二

給自己一次改變臉型的機會！

人類在西元六世紀，為了追求美觀與功能，就有植牙的治療；現在的植牙，除了美感與功能，治療上更加安全了。

《「植」得一口好牙：安心植牙大小事》這本書，詳盡地介紹植牙的種種細節，讓受術者可以放心接受這項成熟的醫療，也給了自己一次改變臉型的機會！

美顏針掌舵者
台灣顏面針灸醫學會理事長
沈瑞斌

推薦序三

尋求安心植牙，民眾與醫師的溝通橋樑

當沈瑞文醫師邀請我為他的新書寫序，尤其當我聽到書名——「植」得一口好牙，內心著實為之一震，因為這個題目實在太難了！

「植牙」這個張力十足的題目，眾說紛紜，有的醫師反對，有的醫師又說得可以飛天鑽地。

尋求治療的民眾，從報章網路報導得到的片段訊息，或是從親朋好友所得到的意見，可能也無法真正幫助尋求植牙治療患者，做出對於自己最有利的判斷。

沈醫師嘗試以各個面向來解析民眾或者患者，在面對尋求牙科治療時，牽涉到植牙所需要明瞭的基本常識，以及如何與醫師配合，才能得到良好的植牙治療。

尋求值得信賴的醫師團隊，是得到成功治療的基礎！希望讀者在閱讀完本書後，能夠對於植牙背後的複雜情況，有進一步的瞭解，作為民眾與醫師溝通的橋樑。

美國國家牙周植牙專科醫師
周承澤

推薦序四

破除迷思與無名恐懼，令人安心的植牙醫療

二〇一一年二月，我任職中國醫藥大學牙醫學系系主任，也是中醫大「教學卓越計畫」中的「重返史懷哲子計畫——非揚的愛」計畫主持人，延續二〇一〇年黃校長榮村教授領軍的「重返史懷哲之路」帶領大學生參訪史懷哲醫院。

二〇一一年，本校加入牙科臨床醫療與衛教服務，能運用的資源是熱誠的畢業校友，因此邀請第一屆校友鄭鴻麟醫師與第十六屆的沈瑞文醫師，一起帶領本校大學生前往非洲做國際口腔衛教推廣與醫療服務。

從醫「初心」，始終未變

瑞文在學期間對於口腔衛生教育十分熱誠，不僅參與口腔衛生服務隊的口腔衛教服務，也擔任牙醫系口腔醫療服務隊隊長，主辦了兩次大型衛生教育服務：一次是在阿里山達邦部落，另一次是在台東利稻及紅葉部落。

二〇一一年八月二十四日至九月四日，隨著「重返史懷哲之路」團隊前往非洲的聖多美普林西比與加彭蘭巴倫的史懷哲醫院，進行口腔衛教推廣與醫療服務，那是我第一次跟瑞文醫師一起參與國際醫療志工活動；四年後的中國醫大「送愛到天堂」尼泊爾義診，又有了第二次共同參與義診接觸，讓人感受到瑞文的熱誠，與自學生時代所培育出來的「初心」，一直不變！

傳播正確知識，免除治療無名恐懼

今日獲悉瑞文醫師出書，也是為了傳播正確知識給普羅大眾，讓民眾瞭解牙科治療的基本步驟與目的，以免除在治療中的無名恐懼；尤其需要有繁複的植牙治療術式，才可獲得口腔的重建患者，提供這些基本且明確的醫學知識，接受診治後，可以提升更好的生活品質。

在這二十年來，植牙盛行的年代，醫師與患者之間的醫療認知落差，讓滿街無痛植牙、微創植牙、快速植牙等炫麗的醫療名詞，迷惑患者的心。

這是一本從正確植牙相關知識為出發點，讓需要植牙的患者在為自己的健康努力之餘，獲得一個較完整的參考資訊，像是患有高血壓、糖尿病或心臟疾病的人，適不適合植牙？植牙前，醫師會幫患者進行的檢查與評估，到底有哪些？植牙是否需要建立好地基，再蓋房子？植牙是否快速就好，還是要給予足夠的恢復時間？手術完，是否可以正常飲食？植牙是否無敵到不需要清潔保養？這些坊間流傳，卻難以判定真偽的資訊等，瑞文醫師將以淺顯易懂的文字逐一解說，值得有植牙需求的患者閱讀瞭解，進而獲取最適合的醫療。

希望本書能帶給讀者很大的收穫，也祝福瑞文在牙醫專業上精益求精、再創高峰！

中國醫藥大學牙醫學系教授暨
附設醫院牙髓病科主任
涂明君

推薦序五

植了！值了！

認識沈醫生，並非我是病患，而是經由朋友介紹，以受訪者身分上我的節目！

強推的原因，是得過醫療公益獎、義診足跡更遍及偏鄉和海外，如此一名良醫，怎能錯過邀訪成為節目的座上賓呢？於是開啟了相識的緣分……。

節目座上賓，家母「口裡」的奇蹟

病患都有過的經驗——「排隊等三小時，看診看三分鐘」，所以當滿腦子黑人問號，想進一步詢問時，還要看是不是遇到佛心的醫生？

那時因為媽媽準備做假牙，在聯合醫院看了幾次診、遇到了一些問題，於是趁訪問結束，利用主持人「特權」Q＆A，請沈醫生解答我的疑惑。就這樣我把媽媽轉成了他的病患，從原先計畫做假牙，最後決定植牙……，到現在願意笑、吃得好、不自卑，親戚朋友見到她都會問：「妳這一口漂亮的牙齒，在哪裡做的啊？」很慶幸，因為我的突然轉念，見證到我媽「口裡」的奇蹟！

大部分的醫生都有精湛的醫術，但不一定有視病如親的態度，很難得沈醫師兩者兼具！這可以從永和地區「方圓五百哩+Google的超高評價和排隊看診」即可證明。

於是，牽線了出版社和沈醫生的出書機緣，原因無他，只因：他「植」的一口好牙！你「值」得一口好牙！

漢聲電台主持人
張倩華

推薦序六

時時更新，專業牙醫師的熱血使命！

認識沈醫師有六、七年的時間，剛認識時很驚訝，在現今工商社會中，竟然有一位醫師，長年三天兩頭在義診，不只到國內偏鄉地區，更遠赴國外醫療不發達的國家，有些地方甚至是我們一般人一輩子都不會去的國家，付出時間、醫療專業外，所有的費用都自行支出，這種付出精神真的很令人敬佩。

要做，就要做最好！

沈醫師是一位很重視細節的醫師，軟體、硬體都要求最高品質，每次見到沈醫師，不是聽到又在學習新的技術，就是在研究新的技術，診所內的診療設備永遠是最新的，他總是說：「要做，就要做最好！」

《「植」得一口好牙：安心植牙大小事》這本書，沈醫師更不吝分享，點出許多專業細節，以及更高階的植牙技術。透過淺顯易懂的描述，也讓一般人對植牙有正確的概念，拔牙不一定不好，不拔也不一定比較好，比較關鍵的是，要由專業的醫師評估，考量未來長期怎麼做最適當，推薦對植牙有疑惑的人，都可以藉由本書做更深入的瞭解！

鉅實稅務諮詢股份有限公司執行董事
謝詩婷

推薦序七

一本簡單易懂，且適合大眾閱讀的植牙書籍

沈瑞文醫師是我還在中國醫藥大學牙醫學院服務時，所教過的學生，他畢業於西元二〇〇一年，擁有中國醫藥大學牙醫學院學士和德國法蘭克福大學植牙碩士，曾經榮獲新北市第二屆醫療公益獎，也是許多牙醫專業學會的重要幹部及常務理事。

熱血良醫，造福病患

他不僅熱心於國內偏遠鄉鎮的義診，為低收入戶提供免費口腔醫療照護，也經常出國義診，包括泰國、緬甸、寮國、尼泊爾、越南、印尼、外蒙古、加彭（非洲）、聖多美普林西比（非洲）等國，為貧困地區的人民提供無償口腔醫療服務。

瑞文曾於西元二〇一一年參加我在美國俄亥俄州立大學牙醫學院所舉辦為期一週的植牙進階研習課程，受訓回國後致力於手術技術的提升，減少術後併發症的產生，造福病患。

在牙科專業學術領域上，他不僅是亞太植牙醫學會的常務理事及專科醫師，也是國內多家植

體公司的特聘講師，經常舉辦植牙繼續教育課程，造福後進牙醫學子。最近欣聞瑞文即將出版一本簡單易懂，且適合大眾閱讀的植牙書藉，特別邀我為他的新書寫序，真是倍感榮焉！

植牙大小事，完整解析

我們都清楚植牙是目前非常普遍用來重建缺牙病患的治療方式，它是一種侵入性手術治療，將植體植入齒槽骨中，所以會有一定的危險性。

瑞文在這本書中簡單將「植牙」分成五個部分，從什麼是植牙開始談起、如何選擇植牙醫師，他也分析植牙與固定假牙的優缺點，到底病患的身體狀況是否能植牙？植牙手術前要做哪些評估？植牙前是否要補骨？植牙後的假牙製作，要使用什麼樣式的材質和技術來製作植體牙冠？植牙後，如何維護及清潔植體和假牙等，都是一些民眾比較關心的問題。

這本書的特別之處，是他以實際病例分析，並配合臨床圖片，解說有關植牙的大小事，讓讀者明瞭，要如何才能輕鬆獲取成功的植牙，減少植牙失敗的風險。

美國俄亥俄州立大學牙醫學院臨床教授
暨牙周病臨床教學部主任
簡華宏（Dr. Hua Hong Chien）

自序

樂「齒」不疲，傳遞安心植牙大小事

永遠沒有最好的醫療，日新月異的科技需要持續學習與提升，才可以提供患者更好的醫療，讓更多人沒有口齒咬合問題的美滿人生……。

什麼都要學，什麼都要會

二〇〇一年，我自中國醫藥大學牙醫學系畢業，先在三重執業，大約一年半後轉到豐原，學習因應不一樣的就醫模式，經過一年的時間，回到台北開業。

還記得那天是二〇〇四年五月十七日，畢業後短短三年的時間，考量到受聘在他人的診所下，無法真正實踐醫療理念——什麼都要會、什麼都要學、什麼都要做，於是正式在永和落腳，成立「貝瑞牙醫」，自己訓練助理，架構自己想要的牙科診所。

在三重執業時，一位令人敬重的學長鄭鴻麟醫師帶給我一些觀念，他說：「牙醫這輩子在診所佔了最多時間，所以診所一定要很舒服，才能讓自己開心上班！」仔細思考後，一天有三分之二的時間都在診所，打造一個舒適的看診環境，確實是一件重要的事。

如果一進門，呈現出灰暗老舊的診所，連醫生自己都想逃了，更何況病人，於是投入裝潢費用，十六年間改裝不下數十次，正因為隨著時間演進，很多設備與器材可能不堪使用，所以陸續調整更新以符合需求，一方面讓自己和同事愉快地發揮專業，一方面讓患者把候診時間變成一種舒適的感受。

法蘭克福、義大利，精進植牙領域

大學時期，植牙剛引進台灣學校教學體制，當時大家普遍感受到植牙是未來的顯學，可是受限於大環境，所知的內容並不多。

因此，就算以第二屆學成畢業，還是不會植牙，於是我自己從二〇〇一到二〇一二年，持續不斷鑽研，投入大量學費和時間，總是覺得不太足夠，認為還有哪裡做得不太順手。後來，在我的老師——周承澤醫師的建議和幫助之下，前進德國法蘭克福大學攻讀植牙碩士班。

二〇一二到二〇一四年的進修生涯，因為歐洲是植牙發源地，教授們都擁有深厚的實力，能夠在此學習到最完整的植牙技術。

碩士班之後，樂「齒」不疲的我，再度轉往義大利跟著老師學習「冷銲」新技術，二〇一九年不斷地投入在新的學習中，直到今年（二〇二〇），因為新冠疫情的關係，才稍稍終止了「年年出國」的進修旅程。只能說台灣有許多超級認真的醫師，連國外來訪的醫師都對此感到無比震撼，儘管不能出國，但全球化的網路課程因應而起，也斷不了我的學習熱誠啊！

熱血義診，不改初衷

在我大二的時候，擔任口腔衛生服務隊副隊長，就常常前往學校進行「口腔衛教」，大三接了隊長，偶然一次跟之前隊長鄭英鑫學長深夜聊天，深深體會到山區及偏遠地區，較沒有人願意前往服務，於是計畫著未來可以深入山區，維護這群居民、孩童的牙齒健康。

「學長，我們想要去蘭嶼義診！」學生時代的我們，只是分享和教學；成為醫師後的我們，就可以進行治療。畢業後的第八年，接到一通學弟的來電，二〇〇八年第一次踏上蘭嶼義診。

那次光是醫師加學生就高達七、八十人，學生主要進行育樂營，幫助居民學習牙科概念，醫師就在現場診治。自二〇〇八年起，在眾志成城之下，每年暑假都會有大型的下鄉義診活動，這群熱血醫師捨得不上班，背上沉甸甸的器材往偏鄉開心出發。

讓愛「非」揚，延續史懷哲典範

「沈醫師，你要不要去非洲？」二〇一一年，接到系主任涂明君老師打來的電話。原來是「重返史懷哲之路」的義診活動，蘭巴倫（Lambarene）就是當時史懷哲在非洲加彭開設醫院的位置，相當有意義。然而，這趟旅途不是一般人都能去，瘧疾橫生的當地，可能會有生命之憂，出發之前要做預防檢驗，回台之後還要觀察，加上整趟旅程費用都由義診醫師自己包辦，沒有任何資助。

一來危險，二來不能上班，三來又要花錢，經過一個月的反覆思考還問了老爹。他回我：「建議去。」心想至少得到一位家人的支持，於是毅然決然地說：「好，我就去吧！」

抵達非洲，看到很多特殊的狀況，除了當地的醫療設備不足之外，藥物也有極大的問題，使得這裡的患者一遇到疾病便容易死亡。非洲有自製的藥廠，但藥效相對薄弱，遇到一些感染病的時候容易無法控制。

記得遇到一位病人根管發炎，已經發燒近兩個禮拜，用了各種抗生素仍不見效果。一名德國醫師說：「接下來就是死亡，將發出病危通知！」當晚幾個醫師討論該怎麼拯救這名瀕死病患，我在沒有那麼多器材的條件之下，最後終於想到解決方法。

我跟鄭鴻麟醫師在沒有根管治療的器械下，嘗試打開根管，將細菌引流出來，等到細菌量降下來，再打藥就可以壓得住。

果然，等到第五天的時候，病人的危機就完全解除，換來她的連番感激和道謝。她不過是一位二十幾歲的年輕媽媽，還要照顧兩個小孩，如果離開了，小孩怎麼辦呢？在台灣沒有人會因為根管治療而死亡，反觀醫療缺乏的這裡，生命的脆弱令人不忍。

比賺錢更重要的事，傳遞安心植牙觀念

台灣擁有良好的醫療環境，但是病患往往不瞭解，治療不只需要時間，更需要患者的鼓勵。當牙口痛苦獲得解脫了，病人的感謝，對醫師而言，正是一份莫大的鼓舞。

對於國際醫療與國內醫療，有時候並非所謂的對價關係，當我遠赴偏鄉或非洲義診，他們不需要支付任何費用，我們得到的也並非實質的金錢，而是更為簡單卻珍貴的一句「謝謝」，看見生命展現出的無私與真誠，這群熱血醫師就無比感動。

一路從專科學習、執業過程、遠赴義診，再回到植牙治療這件事，植牙的確是一個很好的治療方式，當你缺了牙，使用活動假牙卻發現不太舒適，甚至無法好好進食，於此同時，因為咀嚼能力下降之後，可能導致失智症的發生，在在都會影響身體健康。

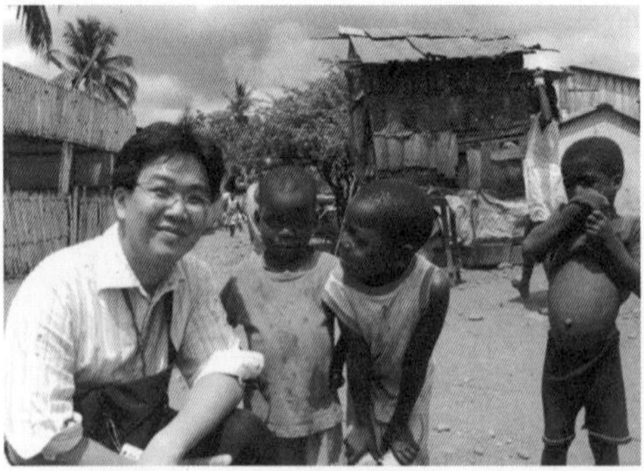

前往非洲義診，開啓醫療 NGO 之路

於是，當你的牙齒脫落或是損壞之後，審慎評估並採取植牙的方式，許多門診患者的回饋，的確都能夠有大幅改善。然而，植牙也並非萬能，植牙是一項好工具，但是也要正確跟妥善的使用，我希望患者不要認為花了很多錢，植牙後就能一勞永逸，事情並不是如此簡單，而是當你花了費用之後，更要撥出一些時間，好好地清潔、照顧它！

「我們沒有全世界最好的植牙，但是可以有全世界最好的病人。」因此，當我們能夠好好地瞭解、照顧植入的牙齒，牙齒才能夠常伴左右，發揮該有的功能。

這本書的用意，就是破除大眾對於植牙的錯誤觀念，或是對於植牙始終帶有恐懼的人，透過這本書，可以從一開始的「術前評估」、「術中治療」、「術後保養」完整瞭解植牙過程，少了恐慌，多了安心，正是我要傳遞給您的健康資訊。

現在起，讓我們不虛「齒」行，一起找回牙口的舒適與美好。

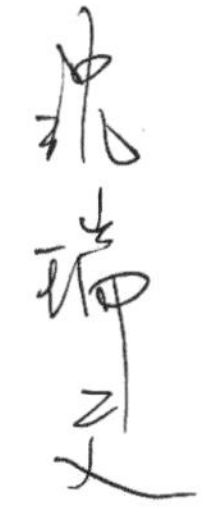

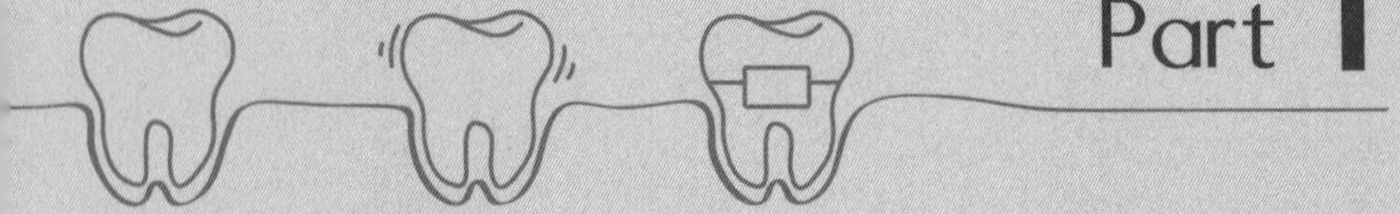

Part 1

健康，從「齒」招來！

擁有一口健康漂亮的牙齒，說起來簡單，做起來卻相當不容易？

一旦坐上牙齒崩壞的失速列車，就要面臨牙齒不保的危機。對現代人而言，假牙已經不再是唯一選項，植牙也成為日漸風行的方式。那麼，植牙到底該怎麼做、怎麼選？有沒有標準和規範可言？

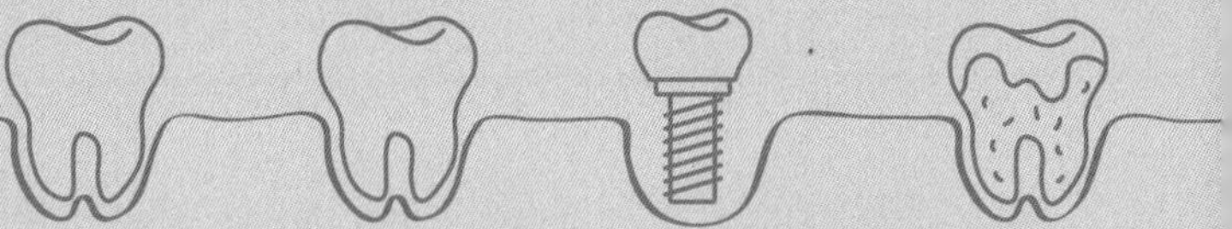

關於植牙大小事，你是否也有這些問題？

Q

植牙是不是很痛？好像很危險？ p.58
植牙跟假牙哪種比較好？ p.43-47
活動假牙、固定假牙（牙套）、植牙，該怎麼選擇？ p.43-47
我要怎麼找到值得信賴的植牙醫師？ p.49-51
坊間植牙價格差異大，為什麼？ p.52-54
請問植牙也有「使用年限」嗎？ p.40、47
植牙有這麼多種價位，昂貴的就一定好嗎？ p.52-56
廠牌跟植體樣式有幾種？哪一個國家的廠牌比較好？ p.52-56
市場上植體樣式這麼多，到底有什麼差異？ p.52-56
「一般植牙」和「自體植牙」有何不同？哪一種的耐用度比較好？ p.43

臨床門診經常出現的提問，本章一併為你排憂解惑。

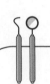

01 魔鬼藏在細節裡——原來這就是植牙！

植牙，就是把螺絲釘「種」進骨頭之中？對現代人而言，「植牙」或許是治牙理所當然的選項之一，但你可知道，植牙曾有過「不見天日」的時期嗎？

想要擁有一口健康漂亮的牙齒，說起來簡單，做起來卻相當不容易。

牙齒是人體相當重要的組成，往往因為日常生活的清潔不當，疏忽了藏在「齒縫」裡的魔鬼，一口爛牙竟成為傷害健康的致病元凶！

一旦坐上牙齒崩壞的失速列車，受到侵蝕的琺瑯質，一路延伸到牙本質，然後進犯到牙髓，最後整顆牙齒就不保了。（圖1-1）

對現代人而言，假牙已經不再是唯一的選項，植牙也成為日漸風行的方式。那麼，植牙到底該怎麼做、怎麼選？有沒有標準和規範可言？

植牙——由「齒」開始

「沈醫師！我的臼齒拔掉後一直沒有補，吃東西非常不方便，但是一想到植牙就好害怕？」一名中年婦女一臉苦惱地望著我。

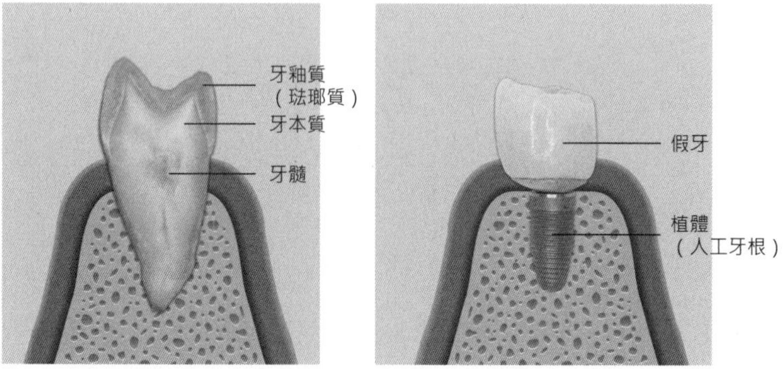

牙齒剖面示意圖　　植牙剖面示意圖

圖 1-1

「別擔心，植牙沒妳想像的那麼恐怖！」我笑笑地說，並向她解釋執行方式和相關範例。後來，她正式進行植牙手術，才發現之前的擔憂都是多餘的。

很多人對於植牙有先入為主的錯誤觀念，於是產生莫名的心理壓力。簡單來說，植牙就是在牙肉下以植體（人工牙根）當作支柱，並於牙肉上面置入假牙。所謂植體是指把人體可以接受的材料，譬如鈦金屬，放入齒槽骨作為仿牙根支撐假牙。（圖1-1）

植牙的歷史可回溯至西元六世紀，考古發現一位馬雅人的下顎骨殘骸，下顎的門牙有三顆不是自然牙齒，而是類似用貝殼修磨過之後的植入物（圖1-2）。透過X光發現，這些植入物與骨頭生長相連的情形，相似於現代植牙的植體跟骨頭之間的狀況。這個成功案例，足以證明早在西元六百年，人類已有植牙的行為。無論歷史如何更迭，重視美觀的心依然不變，若缺少門牙，人就會努力尋找替代物，因此便出現了植牙。

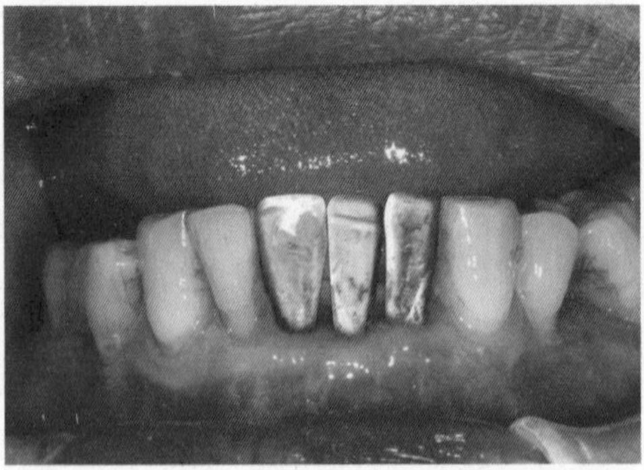

圖 1-2 貝殼牙齒示意圖

人類雖然很早就有植牙的想法，但一直沒有找到最好的材料。一開始使用貝殼，甚至有過削尖的木頭，後來人們嘗試應用最昂貴的金屬作為替代品，於是可在人類的殘骸上發現黃金植入物。

西元一九一八年，格林菲爾（GreenField）醫師提出將植體植入上下顎骨的概念，此技術才真正成形。雖然植體植入的概念與方式在此時已成形且被定義，但直到西元一九五二年，才真正找到適合的材料。

終於找到完美植體：鈦金屬

Implant即是「植入物」，使用在眾多領域，並非牙科專有。牙科的Implant即指Dental Implant（人工牙根），多了一個Dental。

實際上，植牙材料的發現並非來自牙科，而是骨科。當人們受傷，可以運用植入物固定骨頭，骨科醫師們持續尋找各種材料，做了不少實驗。

西元一九五二年，瑞典骨科醫師布倫馬克（Branemark，圖1-3）研究維細血管時，在兔子大腿骨放入顯微鏡，打算取出時卻無法成功，意外發現顯微鏡中含有的部分鈦金屬竟與骨頭結合，兩者完全沒有排斥。因此，布倫馬克醫師認為鈦金屬物質比起其他材料，更適合做為植入物。

發現鈦金屬材料後，科學家便致力研究如何將其做成植入物，尤其牙科，為了把它變成植體，研發各種形態：片狀、耙狀、馬鞍狀等（圖1-4）。直到一九六五年，布倫馬克醫師以柱狀植體放進骨頭，成功替代病人失去的真牙，經過十年追蹤依然理想。一九七六年，確認這十年所收集的數據都有好成效後，才正式對醫界發表。

另外，西元一九六〇年，有些醫師將陶瓷做為植入物材料，植入後身體雖然沒有明顯排斥反應，但易脆的缺點使它逐漸消失在市場上。現今世界上仍有一些公司用氧化鋯全瓷做植體材料，但市場接受度不高，在台灣幾乎看不到陶瓷植體。

制定準則——人工植牙標準

西元一九八二年，在加拿大多倫多市舉辦的醫學會議中制定了人工植體標準。

從一九一八年開始有醫師發表將植體植入上下顎骨，直到一九八二年發表人工植體標準，加上發表至今將近四十年，植牙發展歷史已破百年。在其中占據重要地位的布倫馬克醫師，於二〇一四年十二月二十日逝世，享年八十五歲。他的很多患者也使用了

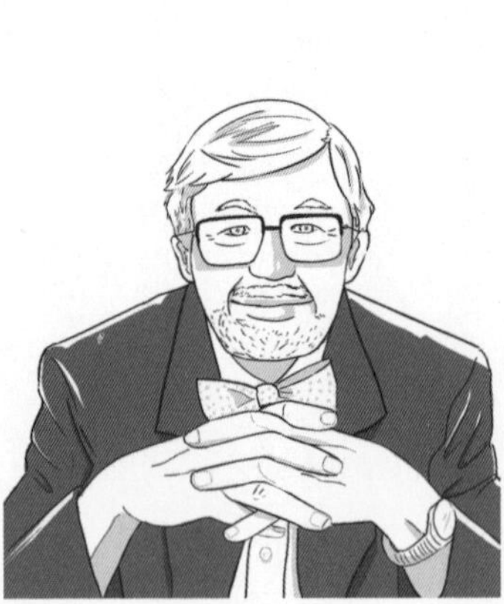

圖 1-3 瑞典骨科布倫馬克（Branemark）醫師

植體十到五十年，可見就算是早期研發的植體，仍可使用長達五十年。理論上，植體的使用不僅可預期（predictable），而且耐久，安全性也高（最主要的失敗原因都是保養不當）。

由「齒」可見……，打破植牙迷思

「請問醫師，難道植牙都沒有失敗的案例嗎？」一名經常來看診的學校老師這麼問我，相信他想知道一些實際數據。

「當然不可能每次都成功，但是你知道植牙的成功率是多少嗎？九成八！」植牙有相當高的成功率，雖然成功率的評估會隨著時間拉長而遞減，但十年以上都還維持高達九成的成功率，而且跟其他外科手術相比，如果植牙手術真的不小心失敗了，基本上是不會造成生命危險（可重複性）。所以，經過詳細的評估，正確的植牙確實是一個低風險、高成功率的手術方式。

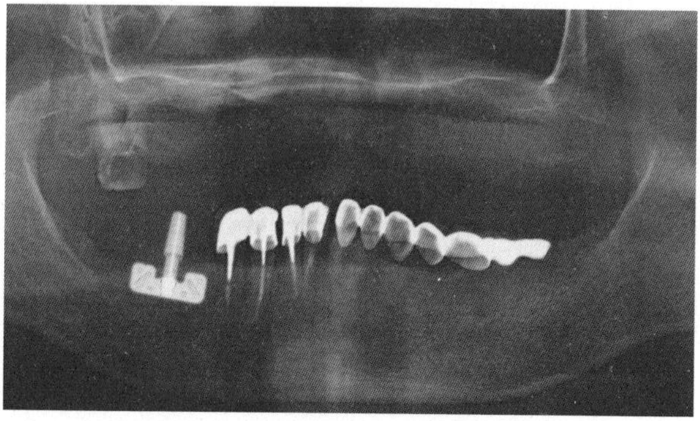

圖 1-4 早期的植體形狀

近年來植牙廣為人知，當然有成功也有失敗。本書想釐清幾個正確觀念：

第一，植牙成功案例雖不假，失敗案例卻常被放大檢視。事實上，失敗的案例沒有想像中多，成功的案例反而多不勝數。

第二，植牙失敗對人體造成的影響其實很少。因為不瞭解，一旦案例發生，往往被大肆渲染，大家才會對植牙產生強烈恐懼。

一路細數，那些植牙苦痛史

大約在一九九八年，台灣部分大學開始植牙教學，牙醫系學生終於正式瞭解植牙，但其實早在四十年前，就有病患在台灣牙醫診所或醫院植牙。早期引進植牙技術時，由於代理量不大，甚至沒有代理商，只能由醫師自己從國外帶回材料及用具，也因此接受植牙的患者並不多。

剛引入植牙的時候，牙醫師進行手術與植牙經常飽受批評，雖然病人得到不少好處，但因為害怕第一次聽到的方法，把植牙視為妖魔鬼怪，於是多隱而不宣。直到發展五年、十年後，大家才慢慢接受。

牙科醫師留學回台後，有的回學校任教，有的自行開業。近幾十年來，由於出國讀碩博士的醫師中有不少人學習植牙，日漸普遍的情況下，植牙才正式列入牙醫界的教育，與歐美相比，至少慢十到二十年。

植牙，哪有這麼簡單！

關於牙科教育，基本上只要取得合格證書，就被授予開業的資格，可是比較高深的技術，包括矯正與植牙，儘管在大學學完了，但畢業之後，大部分醫師都不敢做，雖然學過，可是它並非基礎，而屬於進階學習。

基礎學習在學習過程中很容易上手，醫師也有信心直接實施在病人身上。但進階學習由於學習時間有限，也沒有實際操作經驗，當新手醫師開始正式看診時，就會發現很多問題沒辦法在第一時間解決；加上又屬於高單價療程，對一個剛畢業的牙醫師來講，壓力非常大，通常沒辦法直接實施。

從「齒」學習：植牙進階課

對政府而言，只要是牙醫師就可以植牙，政府給予權力，然而有資格卻不代表人人都有足夠的能力。因此在台灣，牙醫在畢業之後，為了進行進階學習，會選擇碩士班或函授班繼續學習。

在台灣牙醫界，拿到學士後，為了執行矯正或植牙，都會進修碩士班，可是畢竟碩士班收的學生不多，一年培育會植牙的牙醫師真的很少，病患可能會求醫無門。於是一些老師離開教職後在診所開業，同時也開設函授班，教導植牙技術，結束後會拿到函授班給予的證書。

函授班成為現在植牙學習的最大宗，成為這十年來最主要傳授植牙經驗的地方。這些課程比學校更進階，運用豬下巴或羊下巴等進行實務操作（圖1-5），也可能使用日本製作的牙齒模型來練習。

台灣還有什麼方式可以學習植牙技術？那就是植牙學會，學會所教授的層面屬於多面向，常常提倡吸收不同類別的精華，邀請各項專精老師前來演講，以求完整學習。每個國家可能都只有幾個植牙學會，數量往往不多，然而台灣卻有三十幾個，真的是 Taiwan NO.1！

台灣有這麼多學會的原因有二：

一、地域性：有台北、台中、高雄，也有台大、陽明各大學的分野。

二、理念差異：學會多由理念相同的醫師成立，各大學、各學派想法可能都不同。

因此成立各學會，彼此交流，地小的台灣，卻是全世界密集度最高的植牙學習殿堂。

有一年，我前往俄亥俄州立大學（OSU）學習植牙，

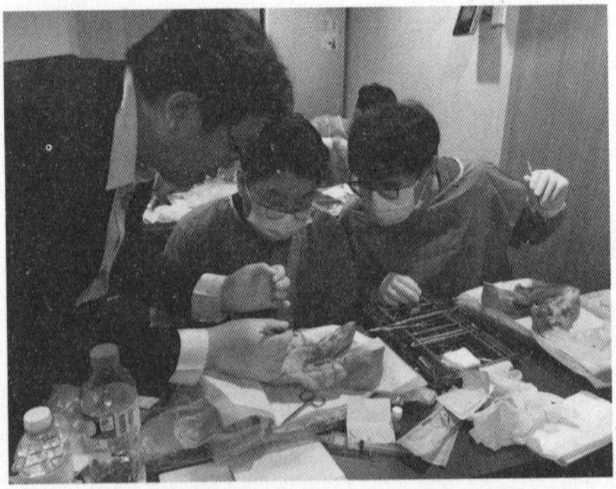

圖 1-5 採用豬下巴的授課照

由簡華宏老師及多位教授演講一系列植牙教學與實作。其中一天是特別演講，卻僅有其他四位美國醫師一起聽講。詢問之下，美國醫師為了學習，必須前一天停診，搭飛機到俄亥俄州住一晚，隔天全天演講結束後，因沒飛機只能再住一天，第三天才回到家，所以美國的繼續教育並不盛行。

相比之下，台灣最遠的距離是台北—高雄，若演講時間從上午九點到下午五點，搭乘高鐵，晚上七點半就能回到台北；加上台灣醫師好學程度全世界少有，每一場演講動輒百位醫師聽講，在台灣當醫師是多麼幸福！

雙面討論——學會的優點和弊病

學會最主要目的就是學習，希望習得更多植牙技術以避免落後，然而也有弊病：第一，台灣學派的分野型態太多；第二，每個學會給予個別的證書。

由於政府沒有統一提供植牙專科醫師的認證，所以「植牙專科」的證書便由學會認證及頒發。今天若只有一兩家學會掌握權力，認證誰有能力取得「植牙專科」，最終會產生權力掌握在部分理監事身上的問題。台灣在這方面較自由，為了避開不公平，成立多家植牙學會。然而有些學會為了需要一定學員量，只要上課就有證書，導致門檻下降，證書發放氾濫，目前政府還無法針對此進行管束。

事實上，現在擁有證書的醫師未必擁有高超技術，可能憑藉基礎技術就可以擁有；一個醫師若同時參與幾個學會，也可能有多張植牙證書。證書其實只為了讓一般民眾瞭解醫師有沒有受過認證，真正的能力並非證書數量可證明，而是有沒有進修、臨床經驗是否豐富等，持續學習、累積實力才是更為重要的事，蒐集多家證書，意義並不大。

這些年，已經有許多人會去牙醫診所進行植牙治療，沒想到，植牙一路走來困難重重。植牙這門技術學習艱辛，如今大家應對植牙加深瞭解，才不辜負一直以來付出心力的醫師前輩啊。

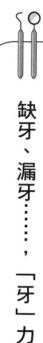

02 缺牙、漏牙……，「牙」力好大！

牙齒就像朋友，互相扶持，但也可能因為意外離自己遠去。

如果牙齒真的掉了，一定要植牙才可以嗎？

還沒有汽車的時代，人們騎機車；還沒有機車的時代，人們騎腳踏車。牙科發展就像交通工具，從最早期活動假牙，到後來的固定假牙，現在則有植牙。（圖1-6）

過去那個沒有植牙技術的年代，病患主要有兩種選擇：固定式假牙或活動式假牙。固定假牙是由單一或三顆串在一起製成的牙橋；活動假牙則可以脫戴，病人晚上睡覺時把它拿下，早上再戴上。這種人工義齒早在百年前就已經出現，到現在仍舊有不少人使用。

到了現代，植牙的好處經過多年驗證後，越來越多人使用，就像汽車，方便、持久等好處使它逐漸取代部分機車和腳踏車。植牙也一樣，不僅可使用年限長，舒適感也勝過活動假牙，齒質保護也勝過固定假牙，於是便慢慢取代部分活動假牙與固定假牙。

究竟「植」或不「植」？

缺牙只能植牙嗎？當缺一顆牙，可以利用前後牙當

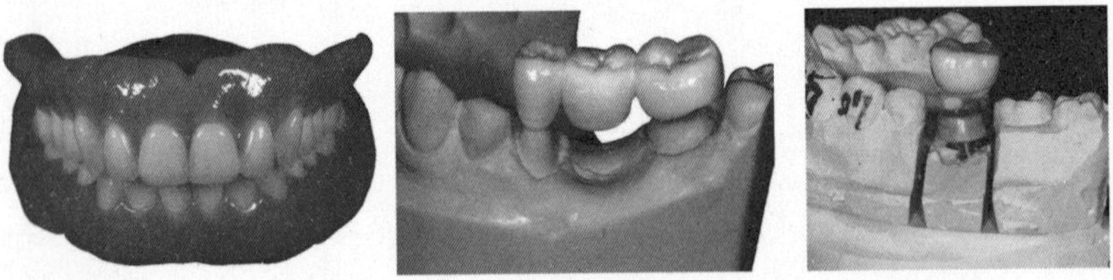

活動式（全口）假牙　固定式假牙　植牙

圖 1-6 概念比較

（活動假牙由林鉦凱技師提供，
固定假牙與植牙假牙由郇傳華技師提供）

作橋墩，做成牙橋解決，但缺牙數較多的時候，而且前後橋墩各只有一個，由於沒有足夠支撐的點，所以沒辦法做成固定假牙的牙橋，來承受咬合力。

植牙可以做為提供新牙根的手法，如果缺了一個牙根，能補上是最好的；缺三個時，能補三個新牙根更好，於是缺越多顆，醫師就希望能用越多顆植牙解決。實際上，缺牙不一定只能植牙，但是缺牙越多，必要性越高。

有名案例的左下方後牙裝有三顆牙橋（圖1-7），經過三年半的時間，最後一顆咬壞了，拆掉牙套後，只能拔除，後來病患決定只進行一顆植牙，不想去動殘餘的兩顆假牙。大約過了四年的時間，前面那顆牙齒又壞了，於是只好拔除！接下來，還能怎麼處理？若是早在八年前，不只是植一顆牙，是不是會更好呢？

「一定是因為植牙可以賺比較多錢，所以醫生才喜歡叫病人植牙吧！」

事實上，大部分醫師不會為了貪圖錢財而要求病人植牙，目前三顆假牙的價位已經追上植一顆牙，醫師是因為植牙基本優於傳統固定假牙，站在「多一個牙根，多一些力量」的立場，才如此建議病人。

活動假牙的式微

約二十年前，因為不懂植牙的好處，六、七十歲的人大多戴活動假牙。使用活動假牙需要忍

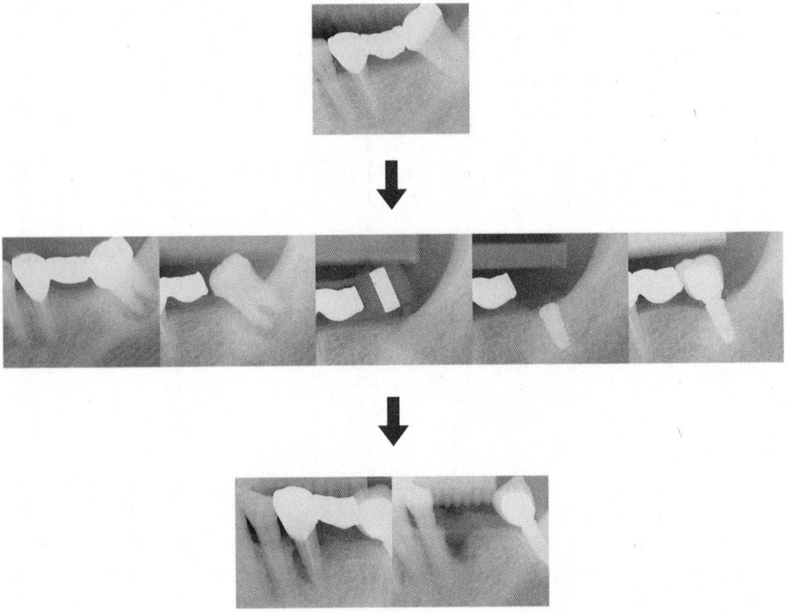

圖 1-7 受力不正確，造成牙齒壞損

耐一、兩個月以上的適應期才會舒適，為了正常咀嚼，也必須修正自己的咬合習慣。

二十年後的現在，很多人不再願意使用活動假牙，基本上八十歲以下的患者都會選擇植牙。現代人不接受活動假牙的原因，大多是適應期太長及擔心被嫌老。在印象中，只有老人才會穿戴假牙，現在六十歲的人不認為自己已經老了，戴活動假牙的意願便不高；或是戴了一、兩次後，因為不適應而棄之不用的案例也非常多。

自體植牙，居然還有這種方式？

在牙齒保存學下，「拔掉牙齒，植入植體」不再是唯一的方式。如果是「拔掉牙齒，植入牙齒」呢？有沒有覺得好像在講謎之音，但不用驚恐，真的有這種術式，我們稱作「自體植牙」或「轉植牙」。

這是一個將不健康的臼齒拔除後，再移入健康智齒的手術，聽起來很簡單，其實技術層面還頗高，可能要打聽有沒有經驗老到的醫師會做（不是老醫師喔）！這是一種植牙以外的特別手法，並不是每個患者都適合，所以不可太強求，經過評估後不適合的話，就選擇植牙。目前自體植牙的成功率，大約百分之七十至九十。（圖1-8）

哪種牙好——固定假牙或植牙？

植牙跟固定假牙哪種比較好？別急著下決定，先瞭解差異後再選擇：通常缺一顆牙就會植一

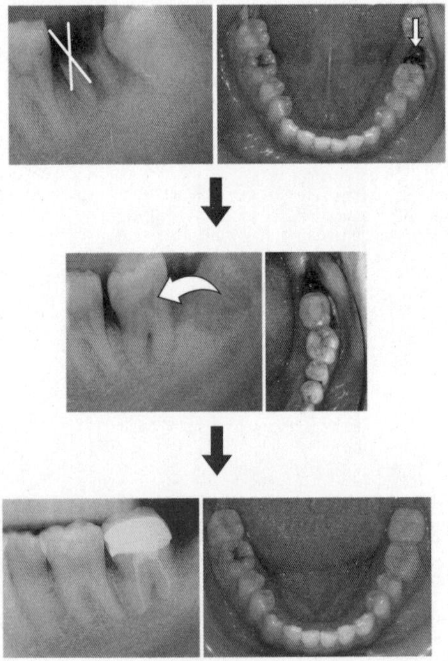

圖 1-8 轉植牙流程圖示

個人工牙根，做一顆植牙，只需要處理單一區塊；但如果要裝戴牙橋，就必須修磨前後牙齒。

首先，製作牙橋需要破壞齒質，這項工作將使前後兩顆原本健康的牙齒變得薄弱。另外，修磨牙齒後，假牙套上去的精密度沒有達到一定水準，就很可能鬆開，造成蛀牙。假設某位病患做三顆假牙，若狀況不好，五、六年後不密合的假牙開始蛀牙，此時病人不會立馬發覺；十年後因為蛀到神經的劇烈疼痛而就醫，才發現是假牙的問題，只能含淚把假牙拆掉。

一開始三顆加上後來重做，這筆錢加起來根本不輸植牙。看到這個例子，大家應該重新考慮植牙的可能與合適性，由於植牙不需要修磨前後牙齒，不破壞就比較不容易蛀牙，可見植牙比起假牙更有優勢。可是對恐懼感比較重的患者來說，與其植牙，不如做三顆假牙更安心。

因此，遇到這些患者時，醫師通常不建議植牙，如果無法克服恐懼感，產生逃避心態反而更糟。讓病人做選擇時，首先考量他瞭不瞭解植牙的好處，以及跟假牙之間的差異性；第二是能否克服恐懼，如果沒有辦法，植牙就不見得是優選，此時會建議病患使用固定假牙就好，不一定要植牙。

有「齒」一說

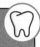

活動假牙、固定假牙（牙套）、植牙的差別與優劣

	活動假牙	固定假牙
	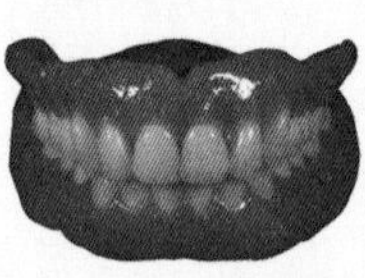	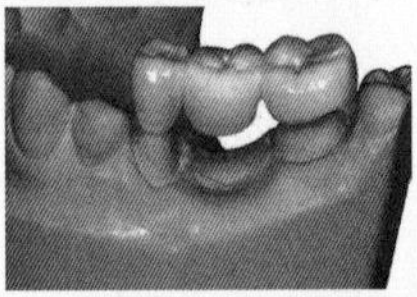
咬合力	弱	中等～強
穩定性	差～中等	佳
修磨牙齒	不需要～少量	需要
口腔清潔難易度	簡單	需要學會技巧
蛀牙狀況	照顧不佳者極易蛀牙	照顧不佳者假牙牙根蛀牙鄰牙蛀牙
長期使用性	不佳三～五年換一次	中等～佳良好照顧下，可以超過十年

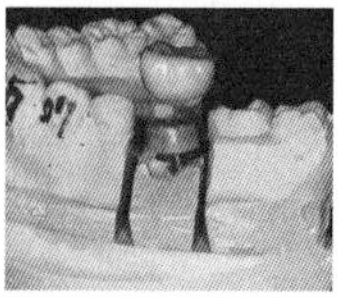
植牙
強
佳
不需要
需要學會技巧
照顧不佳者鄰牙蛀牙
佳 良好條件及照顧下，可輕易超過十年

註：使用時間跟年限，目前沒有定論，這些數字是作者本身的臨床經驗。

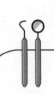

03
「植」上談兵——好牙醫加上好工具，就是無敵！

雖然植牙有許多好處，但畢竟是手術，萬一不成功會不會造成無法挽回的結果？不過別擔心，只要擁有正確觀念，植牙就一點都不可怕！

在台灣，牙醫只要有畢業證書就有植牙資格，但有資格卻不代表具備能力，前面章節曾提及牙醫進修後，會透過各學會發給植牙專科醫師的證書，藉以認證能力。

然而，可以發證的學會數量多達三十幾個，雖然能確定醫師學過植牙，但技術真的能讓人放心嗎？

慧眼識英雄——選對一位好牙醫超重要

判斷好牙醫最主要可以透過下面兩個方法：

一、先審視學經歷

若想知道植牙醫師的能力，藉由學經歷便可探知一二。許多牙醫會去國外短期或長期進修，台灣大部分醫師都以短期為主，學習一兩個技術後回到台灣，能讓植牙技術獲得不少進步；也有人會選擇長期進修，譬如讀碩士班。

約莫十年前，植牙開始被某些學校視為重要科目並成立碩士班，此風潮從歐洲發展到美國，植牙碩士班便逐漸普及。所以，就讀植牙碩士班可以讓人學習到完整的植牙技術跟知識，如果是透過碩士班進修的牙醫，基本上植牙經歷比較豐富，能夠處理比較多問題。

二、治療前中後的對談

有些醫師不重視學經歷，而是注重自我學習。因此，經由跟醫師對談，能否將疾病和治療方式講述清楚，便是判斷的關鍵。有些醫師因為知道不多，就把複雜的治療說得籠統、講得簡單，當然也就治療得比較簡單而不精確。

基本上，透過不斷學習及歷練，技術成熟的醫師大多可以把植牙可能發生的問題與狀況解釋清楚，也能將解決方法說明白，藉由諮詢，大概可以瞭解醫師的狀況；如果醫師的回答偏向簡易，可能就要開始思考，牙齒是否真的這麼簡單就可以被治好。對談時，能讓病人清楚瞭解整個治療過程，並毫無疑問肯定能親自做好植牙的工作，就會是一個可以相信的好醫師。

醫師的考驗——台灣患者植牙難度

一旦陷入牙周病的魔掌，除了骨頭被破壞，甚至可能需要拔除牙齒。通常拔除後所留下來的缺損位置，骨頭都比較差，加上東方人骨架小，骨頭受到破壞後會變得超級薄、超級小，此時需要先建立好地基，也就是做完補骨手術後，才有辦法植牙。

然而實際上，補骨手術並不容易，很多醫師雖然有能力處理小缺損補骨，但面對大缺損補骨時，容易因困難度較高而顯得無能為力。由於台灣很多患者都屬於骨頭缺損，所以處理難度比較高。

近幾十年來，台灣人對牙齒的保護意識逐漸增高，隨著維護越認真，就越不想輕易拔下牙齒。蛀牙還能透過補牙或做牙套的方式救回，但如果遇上牙周病不得不拔除的狀況下，拖延拔牙的結果，導致很多患者的骨頭嚴重缺損。雖然「盡量不拔牙」是正確觀念，但也有其壞處。相對之下，中國大陸較接近台灣早期的環境，不管是蛀牙或牙周發炎所導致的牙痛，在轉變成牙周病前，就直接拔掉牙齒，雖然沒了牙，卻能留下漂亮的骨頭。

植牙醫師如果將牙植在缺損的骨頭上，一開始雖然沒問題，但等到六、七年後，可能開始出現狀況，導致植牙陸續脫落；若醫師有辦法先重建骨頭再做植牙，植體甚至有希望使用超過四十年，病人後續的維持，也會相對比較輕鬆。

「植」相信你——選擇信賴的醫師

「醫師雖然說得很詳細，但太專業了，我都聽不懂！」雖然可以透過和醫師對談，進一步判斷植牙的好壞，但畢竟病患並非專業人士，根本無法決定孰優孰劣。

早期會告訴病人要相信醫師，現在則跟病人說：「你可以相信我，但也可以有其他選擇（second opinion）。」這是醫界的共同認知，當病人猶豫不決，或是沒有把握的時候，可以再去諮詢第二位醫師，比較兩者之間的差異，再根據個人狀況，選擇比較信賴和放心的醫師。

不管是大醫師或年輕醫師，都可以做出相同結果的簡單手術，年輕醫師可能很認真、貼心，大醫師可能技術很穩定、成熟，只要諮詢的時候能讓自己感到安心，那麼就值得列入評估與選擇。

植牙廠牌百百種，該怎麼選？

由於植牙從歐洲開始發展，歐洲植體的演進非常成熟穩定，美國也算是成熟，而亞洲屬於漸趨成熟。如何挑選好的植體？基本上歐洲的品牌沒有問題，美國問題也不多，亞洲則要觀察植體公司經營的時間是否夠久。

如果是一間剛開始一兩年的植體公司，一般醫師都會選擇觀察而不採用，因為新的植體需要有臨床的長期報告，安全性才有辦法被採信。通常採信的時間是十年，如果這段時間都可以維持健康正常，該植體公司就會被認為已經進入成熟階段，醫師們便可以相信並使用該公司植體。

歐洲的植體發展已久，成熟穩定性跟歷史研究報告已經長達四、五十年，資料完整，價格當然也偏高，約七到十萬；美國也算穩定，價格大概七到九萬；如果是新興國家中新的植體公司，產品出現後需要一段時間的市場反應和臨床報告證明，才能漸趨成熟，此時定價自然不會太高，以亞洲為例，因為植體偏新，屬於後進市場，因此在台灣市場上的價格大約以六萬元為主。

「醫生，六萬元還是太貴了，我有聽說過更便宜的，裝那種的就好！」徐阿姨上次來選植體的時候和我這樣說，但一般而言，價格低於六萬元，主要有兩種狀況：一是為了搶佔市場而降價，二是可能穩定度還不夠高。

通常來說，診所不太敢使用六萬元以下的植體，就是考量到公司的成熟度恐怕不足，當然也有為了打市場而推出便宜植體的公司，但是這麼便宜的植體，它的安全性和穩定度難以確認，所以大部分診所還是希望使用六萬元以上，長期安全且穩定性佳的植體。

對醫師而言，選擇植體時，會以品牌悠久度作為穩定且安全性的考量，因此價格相對較高；但對於患者而言，只要是可以信任的品牌，不管來源是歐洲或亞洲，其實都沒關係。

一個植體可能會陪伴你三、四十年，如果有一天植體公司突然消失，沒了零件供貨，維修將變得相當困難。所以選擇一間穩定成長，最好是市場主流的大廠就顯得相當重要。如果使用的是經營不善的品牌，假使哪一天不幸停產了，難道就真的沒有辦法了嗎？這裡仍不用太擔心，一般而言，市面上多少會有備用的植體零件，還是可以找到醫師來幫忙處理，只是事前諮詢需要再多花一些時間瞭解。

有「齒」一說

各地區植體差異比較表

	植體發展程度	植體價格
歐洲	成熟穩定	約七至十萬
美國	成熟穩定	約七至九萬
亞洲	漸趨成熟	約六萬

註：市場價格有高有低，有些價位也可能會包含醫師技術。

「植」能優秀——設計的演進

除了品牌，設計也是相當重要的選擇因素。植體和骨頭能否順利生長結合，與設計、表面處理可說相當密切，除了會影響穩定性，甚至能讓骨頭生長得較佳，避免萎縮。

長期研究發現，植體植入和骨頭齊平的位置後，經過一年，骨頭會直接掉到植體的第一個螺紋，因此西元一九八二年訂出標準：一個可接受的植體，第一年骨頭只能掉到第一個螺紋以內。

無法避免地，隨著時間進展，植體上的骨頭將逐年萎縮。但在這幾年，情形獲得了轉機：植體的設計讓植體跟骨頭之間接觸關係趨於穩定，經過長期的追蹤，有些骨頭不但不萎縮，甚至還增生、變高。由此可見，植體的設計有其重要性，可是因為太過專業，病患很難自行判斷，因此透過諮詢醫師瞭解各種設計的差異性後，再做挑選會比較適當。

「植」能不同——形狀設計與表面處理

基本上，植體的形狀大同小異，但有時候導入新概念，將有不一樣的展現。以德國為例，國內各植體公司不論品牌好壞，由於涉及到一些醫師在長期研究之後給予的概念（know-how），因此設計上自然也會有所不同。

一個好植體，設計重點不僅只有形狀，表面的處理也會造成影響。植體表面處理的好壞，植體跟骨頭之間的穩定度也會有所差異，好的表面處理可以擁有較長期的穩定性，不好的表面處理，穩定性則偏差，骨頭可能還會有較快的萎縮現象。

請「植」持我——台灣植體發展

隨著植牙患者日漸增多，我們身處的台灣有沒有發展植體呢？事實上，台灣也有發展出自己的植體，雖然設計上不成問題，但在表面處理上卻遇到不少困難。針對台灣植體的表面處理方式，大致可分為以下兩種：

一、委外：做好植體設計，切割完植體形狀後，委外進行表面處理，做好後再回台灣販售。

二、自行處理：自行處理雖然也是好方法，但如果技術不好，處理出來的表面狀況不佳，植入到嘴巴後，會產生骨頭穩定度的偏差問題，甚至植體在短時間內鬆脫，品質難以保證。

所幸的是，接受國外技術轉移後，台灣這幾年已經有一些擁有良好表面處理技術的公司，植體品質越來越好，也逐漸追上國際水準，成為令人放心的植體國家隊。或許，台灣的植體公司能慢慢成熟、穩定，不僅可以提供給國人，甚至可以外銷到國外。

手術常勝軍——植牙真的不可怕！

「聽說植牙時要麻醉，萬一弄不好，會不會出人命啊？」

植牙雖然也屬於手術，但成功率高達九成八。萬一真的發生機率極低的失敗案例，會不會危及生命？基本上，植牙手術失敗並不會損害生命安全，且手術風險低，就算不成功也可以重來。

植牙手術的高成功率跟可重複性，讓許多外科醫師羨慕不已。但對病患來說，聽到「手術」兩個字就有莫名的恐懼感，害怕動刀，也畏懼進入冰冷的手術室；事實上，植牙不同於一般手術，可以只進行局部麻醉，病人坐在診療椅上，手術從頭到尾意識都能保持清楚，甚至可以中途和醫生溝通及反應，因此一點都不可怕。

「植」得一試——舒眠麻醉

「沈醫師，我聽到手術就害怕，怎麼辦？」過去曾遇過不少害怕手術的病患，發生這種情況時該怎麼解決？這時大部分會採用全身麻醉。

目前市場上有一種稱為「舒眠麻醉」的作法，台灣在這方面可說是首屈一指，甚至是第一把交椅。不同於美國的手術房較多，想要動手術，就可以直接進去全身麻醉，台灣因為全身麻醉的手術室有限，排開刀需要很多時間，因此需要能有替代傳統全身麻醉的方法。

於是，台灣的麻醉醫師們想到「舒眠」的方法，讓病人進行「睡著式」的手術，不僅感覺舒服，後遺症也比較少。

首先，通常全身麻醉結束後，人不會立刻清醒，清醒後會有長時間的暈眩感；而舒眠麻醉的清醒速度較快，少部分病人需要較長的時間，但大部分在五至十分鐘後就會醒過來。

第二，舒眠麻醉的暈眩感比較輕微，但還是不建議做完舒眠麻醉後馬上開車、騎車，最好在家人的陪同下，乘坐一般的交通工具或是步行；若是全身麻醉，因為暈眩感較強烈，最好住院一整天比較安全。舒眠麻醉相當適合應用於牙科，對於光是聽到手術就會感到害怕的患者，舒眠麻醉是極佳的選擇。

減痛技術，植牙不可怕！

植牙是項手術，必然會有些疼痛感，但經過多年研究，已經比起以前減輕許多。就以生產這件事來說，現在也有不少減痛的方法，可以讓產婦的疼痛感下降。植牙也是一樣，目前已經有許多可以減輕疼痛的技術，包括雷射和微創。這裡的雷射屬於術後治療，利用低能量雷射可降低疼痛反應（手術中的雷射是一種切割方式），若是害怕疼痛，可採用低能量雷射來做治療。

「沈醫師，植牙好像沒有想像中那麼可怕！」那天，有位即將接受植牙手術的小姐叫住準備下班的我，怯生生地確認手術的細項。

為了緩解她的緊張，我告訴她關於植牙手術的正確觀念，同時協助破解迷思，所幸她聽完後露出放鬆的表情，帶著愉悅的心情回家。看完書中描述的內容，各位讀者是否也覺得植牙一點都不可怕了呢？

安心植牙小筆記

植牙成功率高達九成八！

植牙的成功率高達九成八！跟其他外科手術相比，基本上不會造成生命危機。所以，植牙確實是一個低風險、高成功率的手術方式。

針對一些仍然感到恐懼，或是害怕疼痛的患者，目前有一種「舒眠麻醉」作法，進行「睡著式」的手術，不僅感覺舒服，後遺症也比較少，另外也有雷射和微創的方式，其實植牙真的沒有想像中的那麼可怕喔。

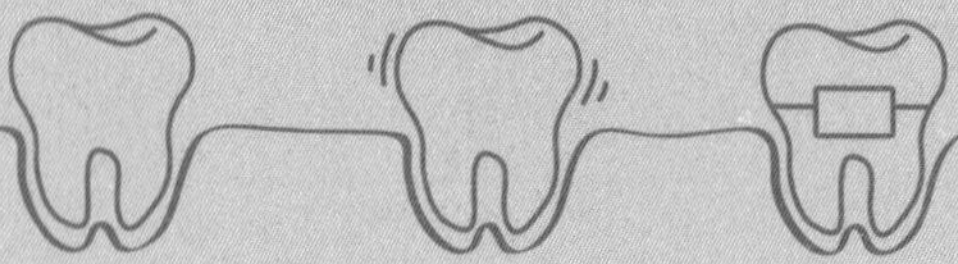

Part 2

「**植**」前評估：手術前的準備

心臟病、高血壓、糖尿病……，如果生病了，是不是就註定不能植牙呢？「病」非絕對！其實就算生病了，只要控制良好，還是可以擁抱植牙的夢想！重點在於，植牙前，應該仔細評估自身狀況，包括地基（骨頭）是否穩固、人工牙根的材質選擇，以免植了牙卻意外毀了後半人生！

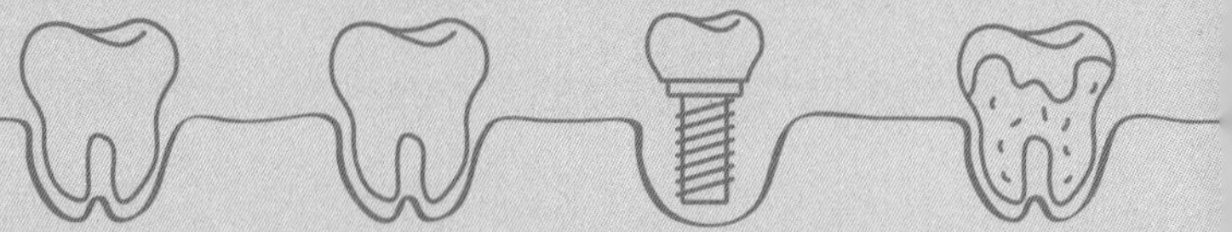

關於植牙大小事，你是否也有這些問題？

Q

為什麼植牙評估，需要這麼詳細？ p.64-86
我有牙周病，還建議植牙嗎？ p.76-78
糖尿病、高血壓或心血管疾病，是否會增加植牙風險？ p.65-72
患有骨質疏鬆症，還可以植牙嗎？ p.73-75
植牙有沒有年齡限制？ p.63-64、82
植牙要一直照 X 光嗎？我怕輻射過量！ p.88-90
人工牙根的材質很多，該如何選擇？ p.95-99
只有一顆上牙（第二大臼齒），可以植牙嗎？ p.105-107
植牙牙材那麼多種，貴的一定就適合嗎？ p.96-99

臨床門診經常出現的提問，本章一併為你排憂解惑。

01

「植牙」前的深度探索——掌握全身健康狀況

「植牙前，只要注意口腔健康狀況就行了吧？」如果身體其他部位有健康疑慮，會對植牙造成影響嗎？

植牙前，應該仔細評估自身狀況，以免植了牙卻意外毀了後半人生！

植牙，聽起來簡單，其實並不容易！雖然醫學日漸發達，但仍有不少限制。身體狀況是否會影響植牙？相信是許多人內心的疑惑，在決定手術之前，先檢視一下自身狀況，才能規劃植牙後的美好人生。

年紀大小，也有關係？

「我已經七十歲了，這麼老還需要植牙嗎？」十年前，醫師可能會搖搖頭，可是轉換時空背景，現在卻大不相同。

二〇〇四年，行政院主計總處公布的台灣人平均壽命，男性約七十三．六歲，女性約七十九．四歲，對一個七十歲的男性患者來說，相差平均壽命不到四歲，植牙能帶來的好處不多；但二〇一七年，男性平均壽命七十七．三歲，女性八十三．七歲，差距明顯拉大，甚至有些學者認為，不需多久人類的壽命便可達到一百三十歲。這種情況下，七十到一百三十歲足足有六十年，牙齒如果不好用，肯定相當辛苦。

因此，植牙變成建議之一，壽命增長後，評估自然不一樣。「人生七十才開始」，七十歲不再被定義為老人，觀念與以往早已不同！

有一位醫師曾開玩笑說過，人只要還活著，骨頭就有機會跟植體長好，人只要不死，就一輩子都能植牙！話雖沒錯，但是進行這樣的手術，醫師的心臟要「很大顆」，正因為老人家的身體狀況多，需要審慎評估。假使整體檢查後都沒問題，就可以正式評估植牙。

目前聽到台灣最年長的植牙患者是九十六歲，在我個人的診間，做過最年長的患者是八十六歲，她正是我的阿嬤，九十八歲仙逝，我很高興能夠在她人生最後的十二年，有一口好牙，讓她飲食無憂，可以享受她最喜歡的雞腿，而且還「幸福肥」呢！這是作為孫子的驕傲！

「醫師，我的兒子缺牙，想讓他植牙！」一名憂心忡忡的家長向我諮詢。

「你兒子幾歲呢？」我詫異地看著小朋友。「十一歲嘍，已經是名小大人了！」

這裡要跟各位讀者說明，植牙沒有所謂的天花板，但是有地板喔！如果骨頭還沒有長完全，植完牙，骨頭繼續向前長，位置就會跑掉。想想看，原本植在大臼齒位，後來跑去小臼齒位，這樣還能看嗎？因此，一般建議，十六、十七歲以上的患者才考慮進行植牙，因為此時的骨頭才算發育完全，但是仍有例外，如果是戽斗家族史的患者，曾經遇過下顎骨長到快二十五歲才停止。針對各別情況，需要由專業牙醫師特別進行評估。

「病」非絕對！——有這些病，還是可以植牙？

「我能植牙嗎？」罹患糖尿病多年的張爺爺，一臉擔心地問我。

如果生病了，像是心臟病、高血壓、糖尿病等，是不是註定要失去植牙的機會？

回想起早期剛發展植牙技術時，普遍認為只要身體有狀況，就儘可能不植牙。隨著多年實證醫學（Evidence-based medicine, EBM）顯示，很多病情其實都不影響植牙。高血壓、糖尿病，過去總被植牙避開，但事實上，控制良好（well control）的高血壓、糖尿病患者都不是問題；如果遇到紅斑性狼瘡、免疫風濕性的患者，現在只要身體狀況穩定，基本上都可以處理，不用擔心產生不良反應。

為了像張爺爺一樣，因缺牙而痛苦不堪的患者，醫師開始嘗試一些案例，發現沒問題後，便可列出標準。一旦患者做完後出現問題，便進行研究，並找出不同的植牙時機。從一開始的猜測，到後來的實證，終於證明大部分患者都可以進行植牙，糖尿病多年卻維持良好的張爺爺終能得償宿願。

其實就算生病了，只要控制良好，還是可以擁抱植牙的夢想！

雖然說大多數人都可以植牙，但還是有不少限制。後面將列出一些身體狀態，究竟「植」與不「植」，仍應小心評定自身狀態後，再做決定！

心臟病，導致凝血功能異常

常見的心臟病有三種：先天性心臟病、缺血性心臟病及風濕性心臟病。

◆**先天性心臟病**：可能受母親懷孕時期的疾病、服用的藥物、父母雙方遺傳等因素影響造成。

◆**缺血性心臟病**：主要分為冠狀動脈心臟病及高血壓性心臟病兩種，前者由抽菸、糖尿病、高血壓等造成血管硬化狹窄，血流受阻，導致心肌缺氧；後者因長期動脈血壓高導致左心室肥大，或因肺高壓症導致右心室肥大。

◆**風濕性心臟病**：上呼吸道的急性鏈球菌引發感染，加上沒有適當治療，身體很多器官產生非感染性發炎。此狀況主要發生在風濕熱感染後，心臟瓣膜可能因此留下永久性的破壞，而導致此症發生。

牙醫師們最常面對的問題是，心臟病患者是否可以植牙？其實心臟病不影響植牙成功率，但若患者的心血管疾病沒能穩定控制，在治療過程中可能會產生突發狀況，相對而言，良好控制者則沒問題。因此控制良好的心臟病患者，基本上都可以植牙。

由於擔心患者心臟病發、中風或心肌梗塞，因此醫師大多會避開。另外，有些人因為罹患高血壓跟心臟病等，需要吃一些會讓凝血功能變差的藥物。

若患者要做植牙手術，需要先暫停部分用藥。在服藥的情況下雖然也可以做，可是手術時流血時間會拉長很多，不同於一般人一個小時便止血，可能需六到八小時，雖然不影響生命，但會讓人心生恐懼。

因此有凝血問題的患者，儘可能停止某些藥物一段時間再進行。「應該停多久呢？」一般內科醫師都建議在手術前停藥約五到七天，手術後滲血狀況復原得差不多便可復用。

只要停藥五到七天，手術後是不是就不會一直出血？當然不是，通常三、四個小時才會停止。

如果停藥一個月，或許也可以一個小時就能止血，可是有些病患的身體狀況不允許停藥這麼久，所以要視各別狀況來決定。

「我去廟裡『博杯』問可不可以停藥，神明答應後，我就沒吃藥了。」當我問起吳奶奶停藥的時間，她是這麼說的。其實如果病患有潛在疾病，建議還是要詢問自己的內科醫師，確認可以停藥，再安排後續手術。

患者進行手術前，須投以抗生素，然而術中患者有胸前疼痛、呼吸困難、心悸、疲倦無力、頭暈目眩等症狀時，須暫停手術，確認狀況是否緩解，若無緩解應立即停止手術，前往內科就醫。

高血壓，關鍵在於手術過程！

二〇〇二年，衛生福利部資料顯示，台灣十五歲以上的高血壓人口為百分之二十一，亦即五分之一的人有高血壓的困擾；二〇一三到二〇一五年，十五歲以上高血壓患者高達百分之二十四．一，表示每四個人就有一個是高血壓患者。整體而言，台灣約有四百六十二萬人患有高血壓。

高血壓的產生原因眾多，只有百分之五是可知原因，剩下的百分之九十五為未知原因，可能跟生活作息、飲食、身體狀況、運動狀況都有關係，加上抽菸、喝酒等行為，依個體差異，有些人屬於好發群，高血壓便找上門。

有些人不喝酒、不抽菸，也有運動，可是攝取過多含糖飲料導致肥胖，之後變成高血壓；也有些人極力避免攝取含糖飲料，可是攝入過多菸、酒，經年累月後也變成高血壓。由此可見，引發高血壓並非只有單一因素。

◆別踩在高血壓的界線！

基本上，高血壓與心臟病相同，並不影響植牙。但血壓若沒有控制好，手術過程中突然衝高，可能會引發一些後遺症；若是控制良好，則植牙手術基本上沒有問題。

高血壓患者植牙的成功率與一般人差異不大，主要關鍵在於手術的風險。如果高血壓患者沒有控制好，在手術過程中因為緊張跟疼痛導致血壓飆高，反而造成中風，雖然植牙成功，日常生活卻更不方便了！

為了降低風險，應該讓患者血壓回到正常值再進行，但高血壓對長期植牙並不會有影響。假設有一個患者植牙手術剛完成，由於植牙已經長好，血壓高高低低也不妨礙骨頭生長，就算是後來才罹患高血壓也不會造成影響。

二〇一七年，美國心臟協會把高血壓標準下修到 130/80 mmHg，而台灣則採用 140/90 mmHg 作為標準。範圍如下：

	正常	高血壓前期	第一期高血壓	第二期高血壓
收縮壓（mmHg）	120左右	130～140	140～160	160～180
舒張壓（mmHg）	80左右	85～90	90～100	100～110

藥物依各分期給予不同分量，若超過 180 mmHg 稱之為重度期，血壓一旦衝高就可能引發中風，因此需要緊急就醫。

根據美國手術標準，150/100 mmHg 以上的患者便不適合做手術，其中一個數值超過就可能不做，兩個數值都超過就一定不做。

事實上，植牙對高血壓病患來說問題不大，但手術過程若太緊張，血壓衝高便可能導致視網膜病變、視力變差、中風，產生不可逆的傷害；而心臟病或冠心病的患者則可能心肌梗塞、腦中風、腦栓塞。如果強硬進行手術，運氣好，可能什麼事都沒發生；但萬一運氣不好，就可能失明或中風，對後半輩子的影響比缺牙更大。因此，病患若能儘早就醫，把血壓控管到 150/100 mmHg 之下，將大幅降低手術風險。

◆平靜的力量

量血壓時，保持「平靜」是最重要的，不管身在何處，坐下五到十分鐘後才適合測量。激烈運動、吃刺激性的食物、喝酒，甚至抽菸都可能影響血壓數值，休息半小時後再測量比較準確。因此在手術前測量血壓時，為了避免飲食造成數值偏差，建議患者在就診半小時前吃完，抵達診所後，只要稍待五到十分鐘才可以測量。

糖尿病，當心血糖影響骨骼生長

糖尿病患者只要控制良好，便可以接受植牙，但若控制不良，植牙後的植體跟骨頭有一定機率長不好，兩者無法連接，僅僅埋在肉裡，一陣子後就會慢慢鬆掉，並被吐出。

這樣的失敗並不算嚴重，麻煩的是需要重新控制血糖，血糖若一直處於失控狀態，植牙仍會不斷遭遇失敗，雖然對患者的生命威脅性不高，但重複植牙是非常麻煩的事。

糖尿病跟牙周病其實具有相關性，牙周病比較嚴重的患者就診時，往往許多人也有糖分控制不佳的問題，而糖分控制不佳的患者，通常牙周病的狀況也比較嚴重。

糖尿病通常被認為是由於傷口癒合不佳，所以導致植牙失敗，事實上並非如此。研究發現，糖尿病患者雖然血糖偏高，但對牙肉癒合沒有影響，而是對骨頭生長有影響。血糖影響骨頭生長，外面的軟組織雖然癒合了，裡面的骨頭跟植牙卻無法結合，三、四個月後裝牙套時，發現植體仍然鬆動，便是因為骨頭長不好，於是植體跟骨頭分離，導致植牙失敗。

◆糖分觀測站

	正常血糖
空腹血糖	低於100
飯後兩小時	低於140
糖化血色素	低於6.5

觀察糖尿病時，不只要看空腹血糖跟飯後血糖，還要看糖化血色素（HbA1C）。由於糖化血色素是在紅血球上做檢測，紅血球上的血色素可以維持三個月，這之後紅血球會代謝掉，因此可以讀取病患三個月的血糖平均數值，再來決定適不適合植牙。

正常人的糖化血色素的數值大致是四到五・六，若大於六・五，就可以判定為糖尿病，若數值大於七，則可推測有併發症產生。手術的觀察重點，在於糖化血色素有沒有超過七，若在七以上的患者最好不要做植牙手術，近幾年有一些文獻認為範圍可以放寬到七・三。

因此，七・〇到七・三之間，可視情況決定；高達七・三以上的患者，則不建議植牙，而絕對值範圍七・五以上的患者，就絕對不行。

從「齒」招來——瑞文醫師診間放大鏡

輕忽糖尿病嚴重性的李太太

「我身體健康得很！」李太太語氣堅定，我也不疑有他，幫她植了四顆牙。然而四個月後，螺絲一轉，右側植體竟整個鬆開！

確認過其中一側的兩顆植體都鬆開後，我決定先不處理另外一側，只將鬆開的植體拿下。為了把植體接出來，我在牙肉開了一個小口，李太太的術後狀況良好，牙肉也癒合得很漂亮，然而，我懷疑她似乎有糖分的問題。一問之下，她先生告訴我：「老婆是嚴重控制不佳的糖尿病患者。」這才明白鬆脫的原因出在何處。

距今已經有十年了，我始終沒有把另外兩支植體接出來，因為她的糖分控制一直不佳，現在只能長期監控，目前雖然沒對身體造成任何影響，為了避免後續發生突發狀況，就要盡快取出鬆脫的植體。

目前也只能使用活動假牙，暫時支撐咬合功能，在她的血糖尚未控制良好前，醫師也是無計可施。

骨質疏鬆症，有沒有吃藥差很大？

骨質疏鬆症（osteoporosis），英文字面為多孔性的骨頭，指骨頭變成孔洞狀，容易脆斷。一般談論骨質疏鬆時，基本上都是測量手腿骨等長骨，如果量完後認定骨質疏鬆，是否上下顎骨也同樣疏鬆呢？

事實上，顎骨不見得會有骨質疏鬆，所以骨疏症患者還是可以諮詢植牙，但若是有服用含「雙磷酸鹽」藥物，便會抑制牙齒修復再生，甚至導致壞死，而且在上下顎骨又特別嚴重……。

「服用過雙磷酸鹽的人，難道一輩子都不能植牙嗎？」現今有些文獻認為，停藥長達一年以上，骨頭再生的部分機制便會慢慢恢復，可以重新考慮植牙。但一年以上只是參考準則，不代表每人都適用，最好的方式是當你有骨質疏鬆症時，問醫生可不可以開立非雙磷酸鹽的藥物，就可以避免未來植牙會遇到的問題。

以前曾幫一位患者植入植體，才經過一兩週，植體居然鬆掉了，檢查後發現傷口黑黑的，骨頭已經壞死；一問之下才知道他還在服用雙磷酸鹽，導致骨頭難以生長，只能轉介給教學醫院的醫師處理，把壞死的骨頭刮除。對還在服用雙磷酸鹽的骨質疏鬆症患者而言，植牙反而會導致骨頭受到更嚴重破壞，因此不建議植牙。

停用藥物的時間，需要評估服用的長短，服用越長，停藥時間就越久，通常皆會要求停一年以上再進行植牙。因此當有使用此藥物，又要做口腔治療時，一定要讓醫師明確知道「藥物服用多久」、「什麼時候開始停藥」。

如果只吃半年、一年，大概停藥三個月就可以接受治療，也就是進行拔牙或植牙等治療三個月前開始停藥，術後再停三個月，才可以繼續服用。

「醫生，我已經吃十年了怎麼辦？要停藥多久才行？」近期有文獻提出，長期服用後停藥一年的患者，順利植牙成功的案例，所以對長期使用雙磷酸鹽的患者而言，由於雙磷酸鹽停留在身體裡的半衰期約為十年，若停藥十年以上絕對可以放心植牙；如果停藥一年以上，能否植牙則需要進一步評估，或許可以得償所願。

如果顎骨骨質疏鬆，但沒有服用雙磷酸鹽藥物，可不可以植牙？答案也是可以的，經由骨頭重建、補骨，長出更緻密的骨頭後就可以植牙。有些特殊案例是病患的骨頭只長了表面，中間為中空的空腔，就像是雞蛋殼一般，鑽牙時會鑽出一個大洞。遇到這種情況時，只要進行補骨，讓骨頭長六到八個月後，一樣可以植牙，所以顎骨的骨質疏鬆，影響其實不大。

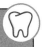

有「齒」一說

植牙剋星——雙磷酸鹽

骨質疏鬆症的患者若有接受治療，植牙前要先確認服用何種藥物。

美國的洛克藥廠在西元一九九五年生產出一種雙磷酸鹽藥物——福善美，是骨質疏鬆症患者的福音，效果顯著；然而，西元二〇〇三年，研究人員發現有服用此藥物多年後，顎骨壞死的案例，經過統計，竟有超過數千個確診案例。於是他們緊急通知全世界注意：福善美並非不能使用，但應標上警語，告訴患者有造成顎骨壞死的可能，種下日後口腔治療的風險。

骨質疏鬆症有兩種藥物，第一種能抑制嗜骨細胞，第二種則是促成造骨細胞再生，福善美屬於第一種。以撞擊造成骨折為例，骨折後為了讓骨頭自行成長修復，需要讓嗜骨細胞先將受傷骨組織吃掉，結果服用福善美後嗜骨細胞被抑制，無法清除壞死骨頭，因此沒有後續的再生。有趣的是，雙磷酸鹽為了治療骨質疏鬆於是抑制嗜骨細胞，沒想到卻意外抑制了造骨。

牙周病，口腔健康很重要！

當病患身體狀況都正常的時候，醫師還是必須進一步評估口腔狀況。

口腔清潔狀況維持良好的患者，植牙的成功率會大幅提高；維持不好的患者，基本裝上任何東西都會清理不乾淨，就算建立良好，也可能因為長期的清潔不當，導致疾病破壞長好的骨頭，也就是牙周病。

「牙周病就是流血！」、「有流血，就代表患有牙周病！」如果在街上隨機訪問什麼是牙周病，大多會得到這些答案，其實很多人觀念都錯了！

牙周病的定義很簡單，從字面可知是指牙齒周邊的疾病，所以跟牙齒沒有關係，一旦牙齒消失，牙周病就不存在了。因此，定義是當有骨質流失，才稱為牙周病。很多人是牙周病前期，通常是沒有將牙齒清理乾淨，藏汙納垢後牙肉發炎、出血，此時不代表已經罹患牙周病，只要儘快治療，就能避免牙周病的發生；若沒

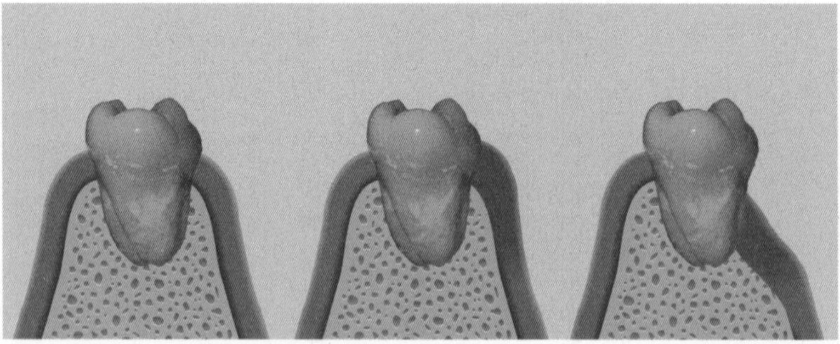

圖 2-1 自然牙的牙周病

有及時治療，骨頭被破壞，此時才正式進入牙周病階段（圖2-1）。關於牙周病，改成「牙周病就是骨頭流失」、「有流血，就代表牙齦發炎」才是更為貼切的說法。

「那麼，牙周病患者適不適合植牙呢？」因為牙周病破壞骨頭，骨頭流失，逐漸萎縮，地基越來越少，牙齒就開始鬆動壞掉，需要拔牙，這時地基是被破壞的，如果藉由補骨手術，恢復地基，那就能植牙啊！所以牙周病患者還是可以植牙！

但是牙醫師植牙後，如果其他牙齒的牙周病沒有先治療好，植體的骨頭還是會被感染、破壞，骨頭流失萎縮，植體就開始鬆動，甚至壞掉，所以有牙周病的患者，要先治療好、要先治療好、要先治療好，因為很重要，所以講三次。（圖2-2）

「有人說，植牙後不能再吃糖果，否則會把植上的牙給蛀壞！」其實，植牙後不用怕蛀牙，細菌沒辦法破壞鈦金屬，但你還是要好好刷牙，如果沒照顧好其他牙

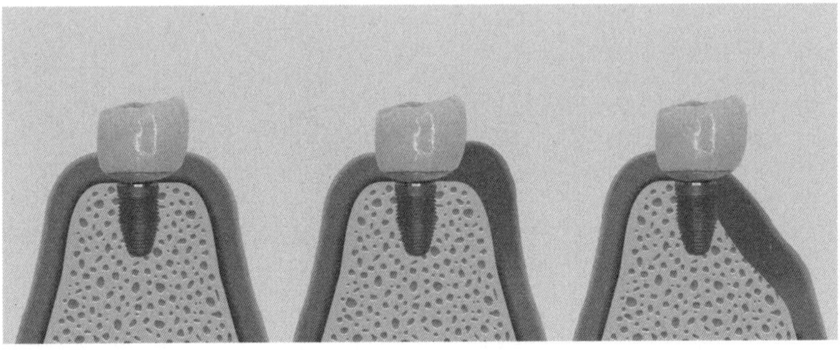

圖 2-2 植牙的牙周病

齒，變成牙周病才更糟糕！以近期文獻顯示，植牙會損壞，都是後續植牙未能認真清潔，造成牙周病所致。

甲狀腺功能異常，留意緊急風暴！

甲狀腺功能亢進或低下的患者，理論上也可以植牙，但若甲狀腺亢進的患者沒有控制良好，在手術過程中可能遇到「甲狀腺風暴」，造成急性猝死。

甲狀腺風暴也稱為「甲狀腺毒性危機」，有些甲狀腺亢進的患者經歷壓力、感染、生產或抽菸後，可能會出現突發性的甲狀腺風暴。由於病患在手術時的緊張、壓力可能誘發甲狀腺風暴，因此患者若沒有藥物控制，應該盡量避免植牙手術，否則在手術中發生狀況，急救處理時間只要稍有延誤，就可能出現心肌梗塞、衰竭等問題，相當危險。

甲狀腺亢進是一種內分泌疾病，患者以二十到三十歲的女性居多。在擁有大好年華的時候，很難想像一個平時身體不錯的年輕人，竟然在手術期間因為引發甲狀腺風暴，導致猝死。事實上，由於平常不會注意到自己的甲狀腺功能是否異常，容易忽略甲狀腺風暴的危險，手術前需要特別留意。

癌症，治療告一段落再評估

癌症患者的植牙成功率與正常人相同，但需要注意好發於胸部以上部位的癌症。

首先，要確認癌細胞對骨頭是否有影響，若有影響則可能無法植牙；第二，即使沒有影響，但如果有進行放射線療法，一些地方受到照射後，代謝能力會呈現停滯或不良，植牙可能就會失敗；化療亦同，藥物都具有半衰期，停留一段時間後才會慢慢被排出，需要確認身體沒有狀況後才可以植牙。此外，在放療及化療過程中，會遇到白血球下降的情形，由於擔心術後感染，所以這個時期建議不要植牙。

凝血功能不佳，關鍵在術後

凝血功能不佳的患者當然可以植牙，只需要注意手術過程中的凝血控制計畫。一般而言，手術完一個小時內就應該止住血，但凝血功能不佳的病患可能需要三到七小時，植牙雖然成功，但患者對血流不止的情況會充滿恐懼。

凝血功能不佳的成因，主要為以下三種：

◆**服用藥物**：罹患某些疾病如高血壓、心臟病的患者，需要服用阿斯匹林等藥物幫助血路暢通，導致凝血不佳。一般建議停藥五至七天以上再進行植牙手術。（止血時間降到三小時左右）

◆**服用保養品**：有些人會服用銀杏、葉黃素、維他命E等通血路的保養品，也建議植牙前至少停藥五至七天。

◆**個人體質**：有些人天生容易出血，就算只是輕輕碰傷，也會造成一大片瘀血。

凝血功能不佳的患者，植體不會受到直接的影響，但會影響到術後的健康控管。然而不需太過擔憂，只要術前擬好控制出血計畫，還是可以安心植牙。

肝臟功能不佳，留意健康管理

「肝若不好，人生是黑白的。」人生黑白，是不是也不能植牙？基本上肝臟功能並不影響植牙成功率，但對肝臟功能極度不佳的患者而言，手術的健康管理不易，術後管理也有不少麻煩，是否需要植牙，仍要仔細考量。

免疫不全，停看聽

不管是先天或後天免疫不全的患者，以目前醫學界的認知，手術時容易管理不佳，導致難以控制。因此，在沒有完善的評估下，通常建議免疫不全患者不要冒險植牙。

地基不足，當心崩塌！

除了上述相關疾病和口腔清潔問題，患者的地基是否足夠，也是問題之一。如果地基不夠，硬要植牙，就像在山坡地興建一座危樓，一受力就可能崩毀，所以若骨頭不足，基本上不能植牙。

「我的骨頭不足，還是想要植牙，該怎麼辦？」很簡單，只要重建骨頭就行，就像蓋大樓時，重新整土、處理好地基，也許可以在山坡地蓋起堅固的房子。如果要植牙，首先要把骨頭建立回來，於是衍生出補骨手術，建立穩定的地基，才能順利植牙。

由前可知，絕對不能植牙的患者，其實很少。過去因為技術不成熟，或是恐懼和無知，許多患者被植牙的大門拒於門外；現今除了諮詢內科醫師、藥物調整，還有口腔清潔、重建等方法，植牙不再是不可能的事！

為了安全起見，「植」能放棄！——不適合植牙的特例

「我身體很健康，為什麼不能植牙？」雖然看似所有健康的人都可以植牙，但有些人卻是出乎意料之外的特例。

哪些人可能會在植牙時遭遇問題呢？

孕婦

孕婦當然可以植牙，但照X光片是一大問題。雖然有許多國際研究證實，孕婦照頭頸部的X光片不會影響到胎兒，但為了減少輻射的疑慮，還是應該盡量避免。以目前台灣的狀況，牙醫師若認為此孕婦沒有植牙的急迫性，通常建議暫緩。

未成年人

「上次跌倒不小心撞斷牙，我也想要植牙！」未成年適合植牙嗎？由於未成年人的骨頭還沒長好，若貿然植牙，一旦骨架再長大，會造成植牙偏移，因此通常不建議未成年人植牙。

根據文獻統計，一般建議十六歲以上，有些是十七歲或十八歲以上才可以植牙，事實上要觀察骨頭是否已經停止生長，停止後就可以植牙。

精神疾病患者

最後是精神疾病患者，跟正常人植牙的成功率一樣，但患者可能不明白治療的情形，由於植牙屬於侵入性治療，需要病患百分之百的瞭解；若無法全然瞭解，姑且不論醫療糾紛，後續的健康照護也可能無法遵守醫師的建議進行，加上因為不瞭解如何使用，將來造成損傷的機率很高，此時病患容易認為受醫師欺騙，因此牙醫師通常不會幫這類患者植牙。

看完上述提及的各類病症後，可以發現有些我們以為應該避免的患者，卻可以接受植牙，反倒是孕婦、青少年等竟不適合植牙。由此可知，植牙前需要注意許多小細節，究竟「植」不「植」，必須慎重考慮並查找資料才能得知！

02 田野調查——植牙前的X光

植牙前，確認自己的身體適合植牙後，還需要注意口腔內骨頭的狀態，此時就需要借助X光來檢查。但是，你真的知道，應該要照哪種X光嗎？

全面評估身體狀況後，瞭解到自己能不能植牙之外，還要確認地基（骨頭）是否穩固。為了確認骨頭狀況，難道要打入麻藥，翻開牙肉才能看到骨頭的真面目嗎？不用擔心，只要使用X光，就可以順利檢查地基！

X檔案——X光片分類

說到拍攝X光片，想必大家都耳熟能詳，然而若提起X光片的種類，以及各自適用於什麼情形？恐怕都是一頭霧水。後面將試著舉出幾個在植牙時，可能會運用的X光片，幫助大家更瞭解自己正在進行的流程。

根尖X光片

根尖X光片是最小張的X光片，尺寸約三乘以四公分，通常用於檢查蛀牙、牙周病，以及假牙的牙冠密合度、有無神經管病變或阻生牙。根尖X光片也是最常使用的X光片，依照放置位置分為牙根尖及咬翼兩種，大多一次照一到四張。

由於蛀牙需要半年以上才會形成，產生比較大的窩洞後，X光才能照出問題，所以通常建議定期一年做一次根尖片檢查。

咬合面 X 光片

咬合面 X 光片比較少使用，通常運用於特殊狀況。例如要查看囊腫或膿包時，因為位置因素導致無法使用從側面照入的根尖 X 光片，咬合面 X 光片從下巴方向往上照，可以檢查下顎骨是否有囊腫或膿包病變，也可以觀察智齒走向。然而自從斷層掃描出現後，不需要再考慮要水平方向或從下巴往上照，可以用3D一次抓到，雖然劑量稍高一些，但不需要病人一直照相，因此現在咬合面 X 光片的使用率已經大幅降低，植牙不太會用到。

環口型 X 光片

接下來講的是較大一點，也比較多人知道的環口型 X 光片，可以把口腔內三十二顆牙齒全部呈現在一張2D成像的 X 光片中。

透過 X 光片，我們可以看到所有牙齒，甚至腫瘤、囊腫的位置，也可以看到附近的組織以及排列，確認是否排歪或長出阻生齒。不過因為是2D照片，好處是可以大概得知有問題的觀察物在哪個位置，但壞處就是沒辦法確定深度。所以建議病患在定期檢查時，應每年拍攝根尖片或咬翼片一次，以及三年一次環口型 X 光片，如果是矯正患者，則建議三至六個月照一張。

進行疾病治療時，為了瞭解改善的傾向，會連續拍攝 X 光片以進行逐步判讀。若判讀時發現呈現的條件越來越好，就可以肯定治療是有效且成功的；若判讀的狀況越來越差，就要懷疑治療方向是否有問題，或者有其他疾病影響。

側顱 X 光片

對多數人而言，側顱 X 光片比較陌生。側顱 X 光片是從臉的右邊照射，形成側顱照，可用來矯正牙齒，或觀察是否有暴牙、戽斗或是下巴內縮等骨頭跟牙齒排列不正的問題，通常矯正患者比較會照到側顱 X 光片，植牙比較不會用到。

牙科斷層掃描

現今的牙科斷層掃描使用度越來越高，為電腦斷層的一種，由電腦判讀資料，患者做完掃描後，訊息會傳進電腦，編輯整合並呈現3D的影像。此時，就可以精確觀察病變位置或是骨頭厚度、寬度、深度，利用電腦斷層可以看到牙齒的3D結構，過去的根尖片為2D平面，能看出骨頭高度，但不確定骨頭厚度。

如今，藉由3D斷層掃描，可以明確判斷骨頭厚度，甚至可以解讀出根尖片無法觀測到的凹陷。植牙時若遇到凹陷，必須事先閃避或預防，因此3D斷層掃描是植牙的一大助力，不同於以前的選配，現在幾乎已經是標配的 X 光。

介紹完各類 X 光後，可以發現不同類型各有所長，所以在拍攝前，應該好好瞭解差異之處，才能避免照一堆不必要的 X 光。

03 破除謠言——X光安全劑量

有了X光後，平常被牙肉完整包裹住的骨頭就不再神秘，我們可以清楚查看結構以及走向，更方便進行治療。

然而，多次拍攝X光，輻射值該怎麼計算？為了幾顆牙，難道要承擔致癌的風險嗎？

最近有一則在LINE上瘋傳的新聞，內容描述某個美國醫師發現，牙科的X光導致甲狀腺癌患者越來越多！

「進行植牙評估時，可能會拍攝根尖X光片、環口式X光片及斷層掃描，這麼多照射，輻射量肯定很可怕！」民眾接到未經查證的消息，已迅速傳播開來。

牙醫師公會全聯會針對這則新聞緊急發表聲明否定：牙科的X光機所造成的輻射量，其實遠小於環境輻射。傳統X光的輻射量確實比較大，但進入數位化後，只需要用十分之一以下的劑量照射，數據存入電腦後，電腦就能清楚進行數據放大及判讀，利用此方式，可大幅壓低病患接觸到的輻射量。

「X」輻射——X光劑量知多少

「如果每天照，輻射量會不會累積很多？」實際上，因為人體會進行代謝，所以輻射不會完全加總累積在人體中，只要在安全劑量內，那就相對安全囉！但問題來了，人體一年可以接受多少X光片呢？

承受「X」——X光安全劑量

X光的單位是西弗，牙科的X光則使用微西弗做為制定單位（西弗＝一百萬微西弗），國際放射防護委員會（ICRP）建議，每人每年輻射值不得超過五千微西弗。（圖2-3）

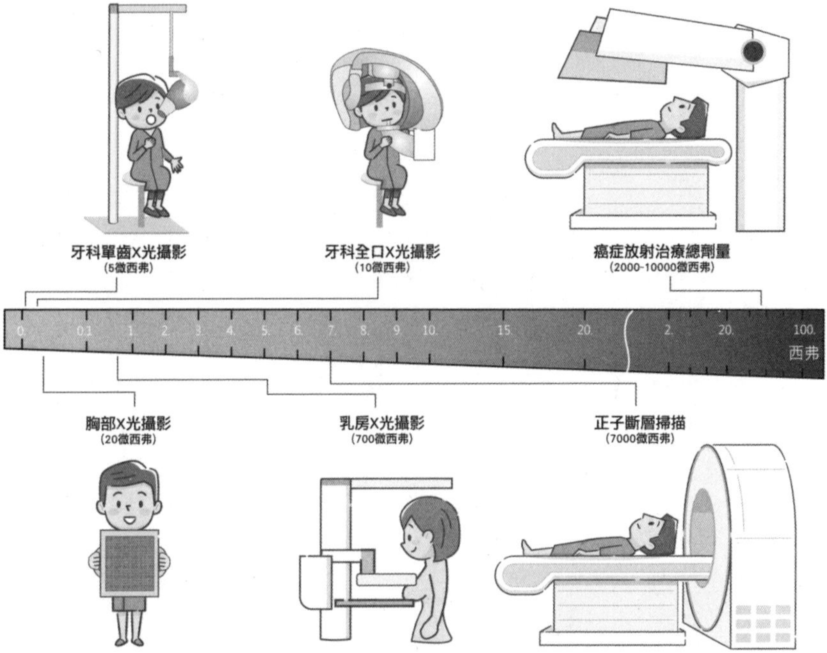

圖 2-3 各種檢查的輻射量圖示

	照一次的劑量	換算成一年可照張數
根尖片	5～10微西弗	500～1000張
環口X光片	10～24微西弗	200～500張
側顱X光片	2～6微西弗	800～2500張
斷層掃描（全口）	50～100微西弗	50～100張

局部斷層掃描就更低了，由右表可見，牙科的X光輻射非常小。

東京跟紐約之間來回飛行一趟會暴露於兩百微西弗的太陽輻射下，輻射值比牙科斷層掃描大二到四倍，代表飛一趟等於照二到四張全口斷層掃描。

更有趣的是香蕉也有輻射，一百根香蕉約有八微西弗輻射，和根尖片差不多，吃香蕉同時吃下了輻射。

事實上，很多物品都有輻射，例如傳統的CRT電視機，在電視機前一小時，大概是照傳統的一張根尖片（可照現在數位的十張），相較之下，數位X光片相當安全，不需要擔心。

恐懼「X」——鉛衣穿不穿

在美國，已經有不少醫師認知是不給病人穿戴鉛衣，就照射牙科根尖X光片，由於他們認為輻射量非常低，加上擔心輪流使用鉛衣，可能導致細菌和病毒的傳播，所以鉛衣的必要性就不太高；還有國外習慣在診間裡設置根尖X光機，使用時病患躺在診療椅上，直接將X光機拉過

來照射。（圖 2-4）

在台灣，因為目前的認知狀態而言，就算輻射量極低，患者若不穿上鉛衣，心中會產生害怕，於是基本上還是會讓患者穿戴鉛衣，防止不必要的糾紛。

牙科所用的 X 光片輻射劑量很低，從傳統轉向數位化之後，輻射更是降低了十倍。所以幫小朋友照 X 光時，有些醫師還會在 X 光室裡陪著小朋友照，基本上不用太過擔心。

在這個章節中，破除了牙科所使用的 X 光會造成強烈輻射，導致罹癌人數增高的謠言，也揭開了看起來總是優雅自在的牙醫，實際上卻要背負著苦痛負擔。

事情並非只存在一個面向，不能只看表面，也不該聽信謠言，我們應仔細查探，才能挖掘出真實，破除恐懼！

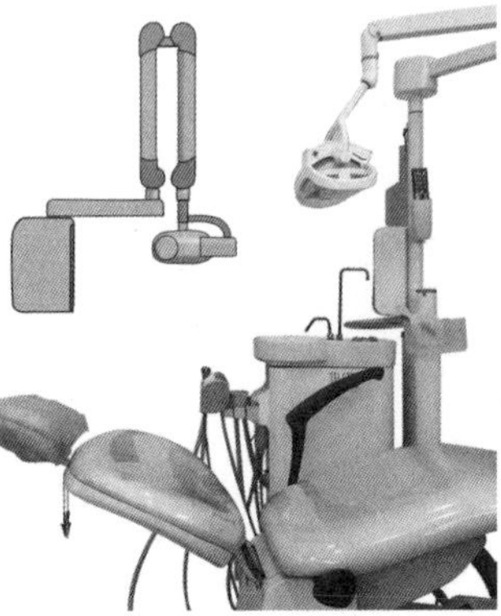

圖 2-4 診間 X 光機示意圖

有「齒」一說

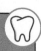

牙醫師工作不輕鬆！——全身上下都是職業病

牙醫師因為時常低頭看診，頸椎部位容易產生職業病；另外還有腰椎問題，由於時常撐著身體，甚至是斜一邊，腰部因而呈現 S 型（圖 2-5），容易使脊椎盤突出而腰部疼痛。因此，每個牙醫師一定都有一位按摩師朋友，幫忙把側彎的脊椎或頸椎復位。

隨著科技進步，牙科越來越精細，牙醫們會使用放大鏡，並戴上燈光看病。以前的焊接工長伴強光，眼睛老花或是白內障相當常見。

對於牙科而言，一般室內燈管亮度為三千到四千五百 K，牙科診療椅的頭燈卻高達六千五百 K，強光雖然沒有直接照射，但診療椅頭燈再加上頭戴式頭燈（圖 2-6），如此強烈的光線，加上放大鏡產生更強烈的折射，因此戴放大鏡太久的醫師，很可能會視網膜剝離。

更嚴重的是，牙醫師會使用顯微鏡尋找難以看見的神經管並加以治療，但使用顯微鏡後，吸收到的光線更多。

由於燈光和顯微鏡在這十年使用率越來越高，雖然技術有顯著的提升，但也導致越來越多醫師視網膜剝離，若治療延誤就可能造成失明。

至於我，則是發生過黃斑部病變，若將視野分成九宮格，左下那一格已經呈現灰白色。治療時，眼科醫師說我沒有疾病，但有一部分黃斑部老化，無法治療，只能試試葉黃素。於是我持續吃了三個月的葉黃素，灰白斑才終於不見，從那之後，我就降低了使用放大鏡及顯微鏡的時間，避免眼睛承受太多負擔。

牙醫師雖然整天都在室內工作，但職業傷害其實不小，不只脖子、腰，甚至靈魂之窗也會受傷，為了治療患者，可以說是「燃燒生命」啊！

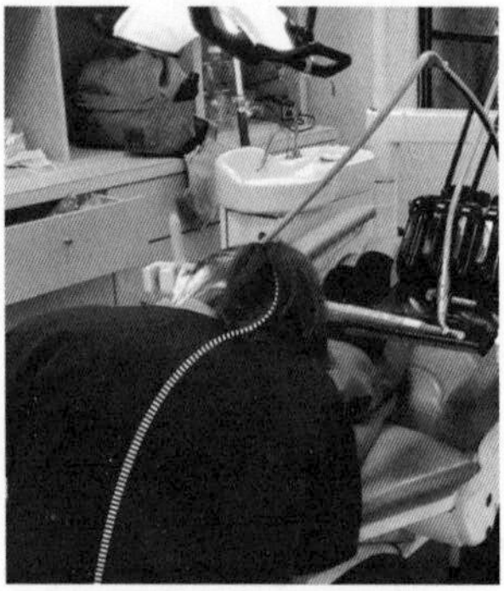

圖 2-5 牙醫師看診時，頭歪、身體跟著歪，脊椎易受傷

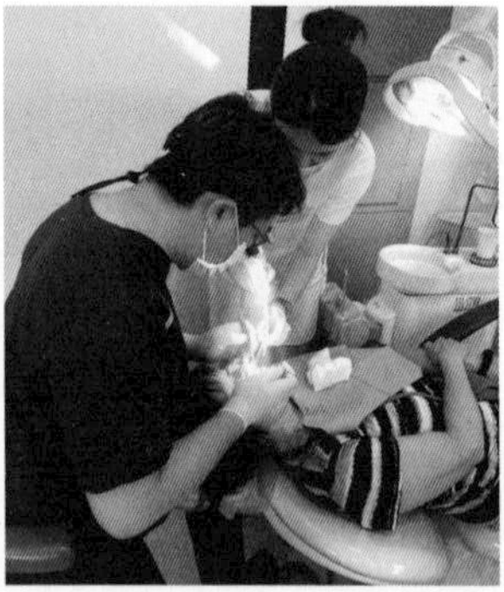

圖 2-6 牙醫師頭戴 Loupe 示意圖

04 欲善其事，先利其器——人工牙根的材質與選擇

「工欲善其事，必先利其器。」這是人人皆知的道理，植牙也一樣，如果要順利植入一顆可以使用長久的牙齒，那麼「植體」好壞肯定是重要關鍵。

前面提及，許多植牙時應該要注意的事項，其中，最常提到的名詞不外乎就是「植體」。關於植體，你究竟瞭解多少？植牙前，又要如何選擇品質良好的植體？

材「植」檢驗——人工牙根的材料

西元一九六五年之前，人工牙根使用的金屬是鈷鉻鉬合金，醫學上將它應用於人體已經超過七十年，作法是把植體做成馬鞍狀或者釘耙狀，放在骨頭上面或裡面。雖然它不易生鏽，但合金會產生離子解離而逐漸被腐蝕（corrosion），經過一段時間後便跟骨頭分開，因此使用年限不長。（圖2-7）

直到西元一九六五年，布倫馬克（Branemark）醫師做了鈦金屬植體後，純鈦便成為植牙的寵兒。純鈦金屬分成四級，早期認為一級鈦太軟，不能用來當植體，於是以二級鈦為主。

二級鈦能在骨頭裡生長得非常漂亮，但現代人越來

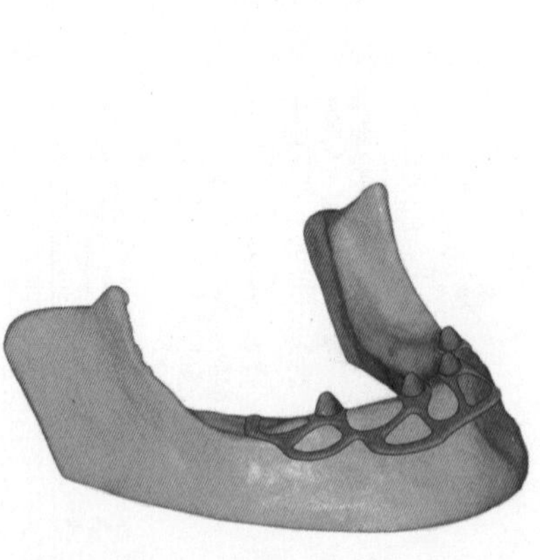

圖 2-7 馬鞍狀植體示意圖

越希望快點裝上假牙，二級鈦還沒長好就必須承受力量，力量集中，就容易造成植體斷裂。於是近十年來，純鈦中最硬的四級鈦便一躍而上，化解斷裂問題。

牙科用的鈦金屬	一級鈦	二級鈦	三級鈦	四級鈦	五級鈦
鈦含量	99%	99%	99%	99%	88～91%
硬度	軟 →				硬
生物相容性	極好 →				好

若比較植體植入後跟骨頭的生長相容性，二級鈦最好，四級鈦次之，因此二級鈦的成功率高於四級鈦；至於硬度，二級鈦比較軟，四級鈦比較硬，兩者略有差別，但成功率相近，影響不大。

雖然二級鈦相當適合作植體，但現今很多患者會考量：「可不可以儘快把假牙裝上去？」所以四級鈦變成了主流。

「鈦」舊換新——五級鈦的崛起

為了追求更快的速度，五級鈦因此成為探討對象。

五級鈦就是「鈦六鋁四釩」合金，鈦的成分佔百分之八十八到九十一（重量百分比），並非百分之九十九的純鈦，因此生物相容性比較低，骨頭與它接觸後生長較慢；但它的硬度較高，機械強度也高於純鈦金屬兩倍以上（二級鈦）。

難道五級鈦空有硬度卻無處發揮嗎？別擔心，「自攻型植體」為五級鈦準備了舞台。為了將一個較軟的植體放進骨頭，會在骨頭鑽出小窩洞，基本上，窩洞尺寸應該跟植體大小接近或略小，以便嵌緊，若患者想要更快更好，那就鑽更小的窩洞，使用自攻型植體下去轉。

若用木頭比喻，杉木的木質較軟，打螺絲進去容易滑牙咬不緊，只能打入更大的螺絲；但若換成極硬的檜木，用螺絲一咬就斷了，所以螺絲必須做得更堅硬。同理，植體相當於螺絲，為了使植體能順利咬入骨頭，因此研發出更堅硬的五級鈦。

現代人追求速度，五級鈦成為新主流，從鈷鉻鉬合金轉變成純鈦，現在走向鈦合金，但並不代表鈦合金會成為永久趨勢。不論骨頭軟或硬都可以使用鈦合金，差別只在於手法不同，目前還在觀察鈦六鋁四釩合金的長久性，而純鈦是絕對沒問題的。

美麗新秀——氧化鋯

鈦本身為金屬色，植入後若牙肉很薄，看起來黑黑的不美觀，因此發展出白色的「氧化鋯」，樣子更美觀。

氧化鋯的硬度相當高，但硬度越高則越脆，若被施加單點力量，可能因此脆斷。所以植入氧化鋯後，若在使用或裝牙齒的過程中遇到尖點壓力，植體就可能斷掉，因此漸漸不被採用。氧化鋯原是為了美觀而發展出的植體材質，但若是斷裂就很難處理，目前市場上雖然還有，但因為怕斷裂，於是很少被使用，幾乎大部分醫師都沒看過。

統整而言，植體主要有四種材料，鈷鉻鉬現在已經不用了，氧化鋯也淡出市場，純鈦為主流，鈦合金則是現在的新發展，以我個人而言，仍然比較喜歡純鈦二級或四級，需要硬一點的植體時就用四級鈦，需要相容性佳時就選擇二級鈦。

有「齒」一說

植體材質比較表

鈷鉻鉬合金	現在已不使用
純鈦金屬	一九六五年後的主流材質
鈦合金	新主流材質
氧化鋯	市場上很少有

「植」求細節——植體的表面處理與設計

前面用木頭與螺絲比喻骨頭與植體，但千萬別以為只有植體材質會影響植牙！螺絲鎖在木頭上，木頭是死的，鎖緊了就沒問題；但骨頭是活的，只是鎖緊還不夠，植體的螺紋跟表面處理的設計，都會影響骨頭生長的狀況。首先討論螺紋設計，以前的設計比較單純，螺紋和螺絲釘相似，現在則出現雙螺紋或細微螺紋。這些設計並沒有優劣之分，都是目前市場上可見的設計，基本上運用於植牙都有九成到九成五以上的成功率，對醫師而言，只要是好東西那就差別不大。（圖2-8）

接下來要談表面處理，植體表面積越多，能附著的骨頭更多，因此生長癒合的時間較快。

早期植體為光滑平面，下顎要四個月，上顎要六個月才能癒合，耗時相當長，加上骨頭無法附著完整，使用一陣子後有些植體會鬆脫，因此後來多是表面呈現粗糙。（圖2-9）

為使表面粗糙有兩種作法，第一種是附加型，故意在植體上打上顆粒，使顆粒跟植體黏在一起，藉此製造凹凸形成更多表面積；第二種是將植體切割、噴砂或酸蝕，讓它產生坑坑疤疤以增加面積。

附加型植體有的噴上鈦顆粒，有的使用ＨＡ的顆粒，噴上後經過一段時間狀況都相當好；可是十年後有些植體逐漸鬆掉，才發現外加上去的東西不見得能全部長期穩定跟植體表面結合，可能會有脫落、壞掉等狀況，因此附加型就從主流市場式微。（圖2-10）

現在大部分都採用切割、噴砂或酸蝕的方法，譬如雷射切割、氧化鈦噴砂、陽極氧化形成刻紋，及強酸酸蝕。使用這些方式後，如何將表面清洗完整，成為最重要的工作，若清洗不夠仔細，殘留在植體，植入時可能會帶來副作用。（圖2-11）

以製作流程來講，每一種都聲稱效果不錯，但以噴砂加酸蝕及雙重酸蝕為現今主流。

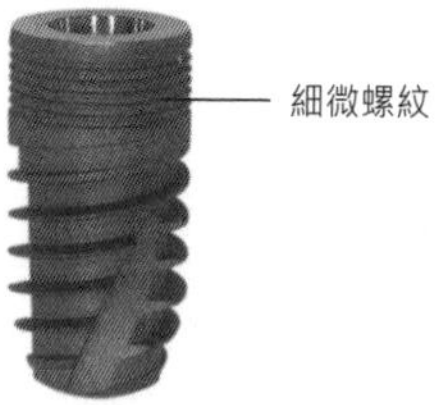

圖 2-8 雙螺紋、細微螺紋植體
（由台灣植體科技提供）

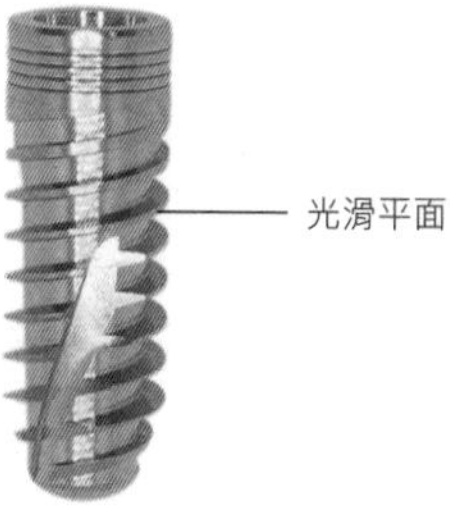

圖 2-9 光滑植體
（由台灣植體科技提供）

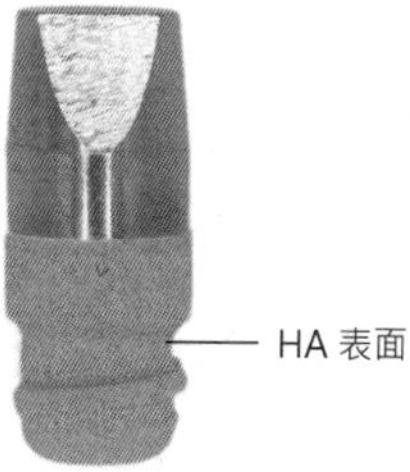

圖 2-10 HA 植體
（由台灣植體科技提供）

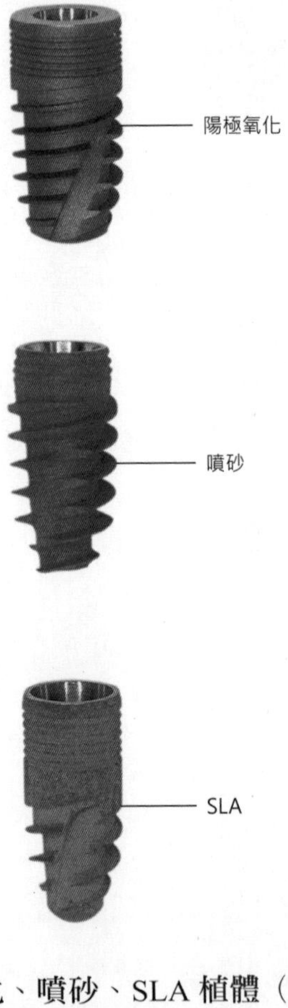

圖 2-11 陽極氧化、噴砂、SLA 植體（由上至下）
（由台灣植體科技提供）

你「植」得完美！——挑選優良植體

當我們瞭解了材質和設計後，要怎麼挑選好的植體呢？植體公司的QC品質控管若不夠嚴謹、完整，失敗率可能會比較高。

醫療上通常採用十年以上的臨床追蹤，作為信賴基準，一般國外廠、成熟大廠沒有太大問題，很多歐美廠已經建立三十、四十年的口碑，產品已經相當成熟。

以亞洲市場來講，日本、韓國也已發展二十年以上，屬於成熟市場；中國大陸跟台灣還算年輕，目前有一些台灣的植體公司熬過了開創的十年，正日趨成熟，值得寄予厚望。

同一個國家，不同植體公司的植體還是有所不同，有些植體公司設計有問題，或是品質控管不佳，植體植入後很快就出狀況，自然容易在市場上消失。所以挑選可用的植體其實不難，大品牌、歷史十年以上甚至更久，就是可以安心的選擇。

令人驚「牙」——植體可能發生的狀況

「醫生說植入很順利，看來我這顆牙可以用一輩子。」陳大嬸手術結束後，開心地打電話和朋友炫耀，然而事實真是如此嗎？

植體就算成功植入，也不能保證絕對完美，簡單論述幾種可能發生的狀況：

骨頭不會長，導致植體鬆脫：

可能是植體材料有問題，也可能是手術過程中沖水冷卻不足，通常病患會覺得植入區有異樣感，此時只需要用鑷子就可夾出。植體移出後，骨頭和肉會自行癒合，有必要的話可以給一些殺菌和止痛的藥物避免感染。原本植入區的窩洞，只要等三、四個月，長回骨頭後就可以再植牙。

骨頭逐步萎縮：

有些植體的製程不理想，植入後，骨頭就開始萎縮，且速度相當快，不到半年便大量萎縮。這種狀況發生時，短時間內的植體依舊可以使用，但六、七年後會因牙肉萎縮而部分露出，植體可能因此折斷。

清潔不良造成細菌感染：

細菌感染後會讓骨頭逐步崩解，造成牙齦出血或化膿，最後也可能導致植體斷裂（跟骨頭逐步萎縮的狀況雷同），所以植牙後的清潔非常重要。

其實，植體會發生狀況的可能因素還有很多，並非只有上述原因，但是文獻上，目前沒有看過或聽過因植牙造成嚴重感染而死亡的案例，而且植體的成功率高達九成多，比起其他外科手術更令人安心。另外，很多手術失敗是不能重來的，但植牙失敗卻可以重來，再做一次的成功率還是很高。植牙手術可預期又不太會對健康產生危害，因此相當值得有缺牙的人作為參考。

領地戰爭——植牙數量空間分配

「既然植體形狀像一個牙根，後面的大牙齒一顆有三個牙根，所以可以種三個植體。」老伯伸出手指數給我聽，但答案並非正解。拔掉一顆牙齒之後，就算有三個牙根空缺，還是只能植入一支植體。

若是連續缺兩顆大臼齒，可以植兩顆植體；若是脫落兩顆上顎前牙，要連續種兩顆，則要注意距離空間（圖2-12）；若是缺兩顆下顎門牙，種兩根植體就不太可行。一樣都是連續兩顆牙齒，為什麼有所不同？因為植體跟自然牙之間需要保持一．五到兩公釐以上的安全距離，兩顆植體之間則需要三公釐以上，兩顆植體太接近，中間的骨頭可能會崩解。

前牙的咬合受力接近二十公斤，後牙可到六十公斤，力量不太相同，因此後牙可以植入比較多顆，受力也會比較漂亮；前牙受力輕，少幾顆也不會影響飲食，因此未必種滿。

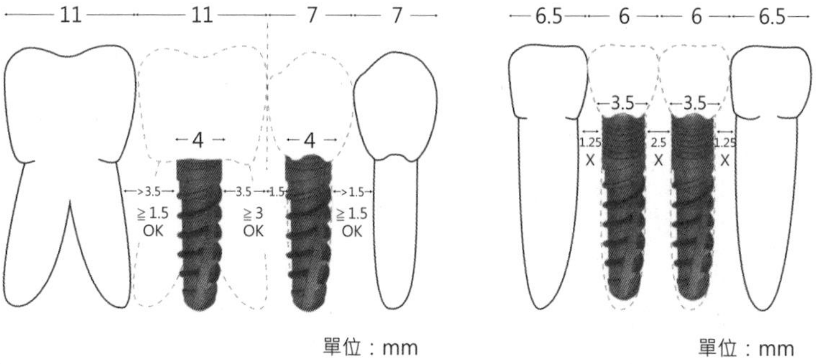

圖 2-12 左為後牙缺兩顆牙，又為前牙缺兩顆牙，其距離的容許度示意圖

以缺牙空間討論植牙數量，如下：

	建議植牙的量	例外狀況
智齒（第三大臼齒）	不建議植牙	如果有好的正位對咬牙齒，也可以植牙
第一、第二大臼齒	缺一顆植一顆	可以植滿
第一、第二小臼齒	可以缺一顆植一顆	有時空間不足，就不會植滿
犬齒	可以缺一顆植一顆	有時空間不足，就不會植滿
側門齒、門齒	會植較少顆	大部分是空間不足，很少植滿

理論上，缺牙用「顆」來計算時，牙齒可以一顆一顆植回來；但若是「排」，一次要種十四顆，除了要花很多錢，手術也很辛苦，而且受限於位置的條件，基本上最多只可種植十到十二顆。若選擇少量種植，通常會建議上排種六到八顆，下排四到六顆即可。

如果將假牙比喻為一個桌面，一張桌子如果只有三支腳，雖然可以站立，但有點不穩，四支腳才足夠穩固；若是長桌，可能要六支，再長一點要八支。

一整排牙齒就像長桌，越長就要增加更多支點，所以全口無牙的狀態下，建議下顎至少四到六支，上顎則因為骨頭比較軟，如果植體顆數太少，受力過頭就會造成骨頭崩塌或植體鬆掉，所以至少需要六到八支，才能分攤咀嚼受力。

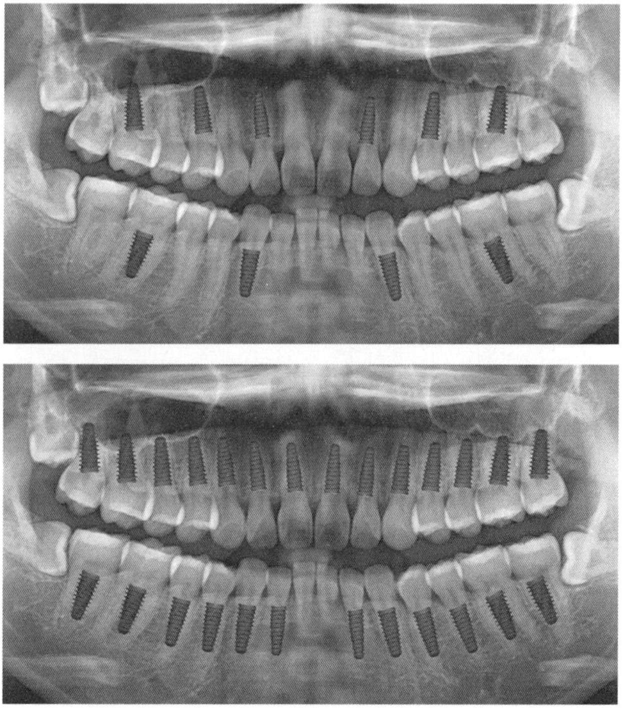

圖 2-13 上為少量植牙，下為最大植牙量

不「假」他人——假牙材質的選擇

植牙分三個部分，第一部分是「人工牙根」（植體），主要以純鈦為主；第二部分是接在人工牙根上的「支台體」，支台體和自然牙修形後形狀一樣，材料以四級鈦和五級鈦為主；第三部分是牙套，也就是假牙，製作方式分為兩種，一種是傳統金屬燒瓷，另一種是全瓷冠假牙，若植牙時價格包含牙套，大部分都是使用金屬燒瓷，若要使用全瓷冠，則需要另補差價。

「金屬比較硬、比較耐咬，我用金屬的就好！」這句話常常從病患口中出現，但其實有很大的誤解。

金屬分很多種，有些金屬會生鏽、腐蝕，製作假牙最好的金屬其實是黃金，但相當昂貴。現今許多人將美觀作為主要考量，加上為了更耐咬，便選擇氧化鋯全瓷冠，硬度極高，就算咬到骨頭或石頭，十之八九都不會裂，對於日間或夜間磨牙與咬緊患者而言，是相當好的選擇。

植牙不只需要考量健康狀況，也要檢查骨頭狀態，萬事俱備後，不能只欠東風，植體的設計以及材質都需要小心考量，要選擇經營時間長的品牌，不要為了貪圖便宜而選用不適合的植體，植一顆牙，真是學問深遠啊！

安心植牙小筆記

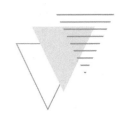

植牙也有所謂的地板？

植牙沒有所謂的天花板，但是有地板！因此，一般得十六、十七歲以上，等到骨頭發育完全才建議植牙。不過，針對各別情況，需要由專業牙醫師進行評估。

目前，絕對不能植牙的患者，其實很少了。過去因為技術不成熟，或是恐懼和無知，許多患者被植牙的大門拒於門外；現今，透過嚴密的深度檢查與評估，植牙不再是危機重重的事了！

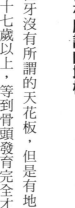

Part 3

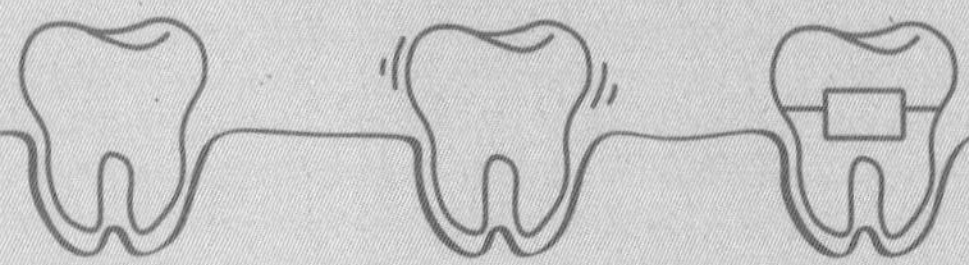

「植」行任務：牙口保衛戰

預備進行植牙手術之前，要先評估植體的規格，包括尺寸、粗度、長度等，更不能輕忽補骨的重要。

補骨材料大概分成三類：人類骨頭（自體或異體）、動物骨頭、人工合成骨頭，選定完成之後，就可以進入植牙三步驟。

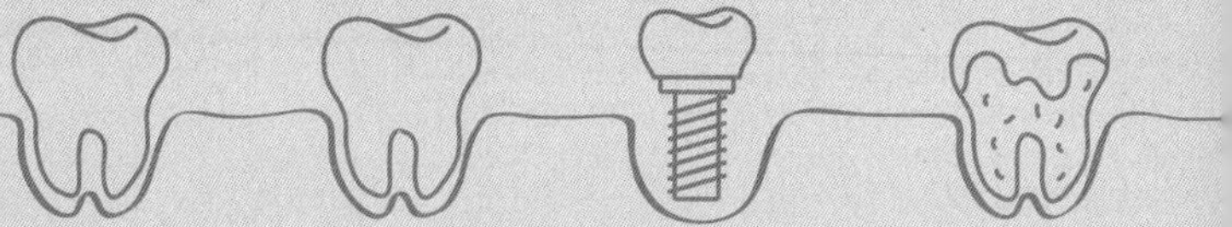

關於植牙大小事，你是否也有這些問題？

Q

植牙在哪裡手術？就在診間嗎？ p.113

要用多長的植體才好？ p.115-116

採用粗一點的植體，感覺比較耐用？ p.114-115

植牙過程如果需要補骨，像手術一樣要開刀嗎？是否會影響進食？ p.127

植牙真的需要補骨嗎？ p.116-117

補骨的材料，假使害怕人骨或動物骨，有沒有人工骨？ p.120-127

植牙為什麼要這麼久？ p.121-122、131-133

臨床門診經常出現的提問，本章一併為你排憂解惑。

01 準備「植」行任務——植牙前認知

「植牙不是種下去，就有牙齒可以使用了嗎？不是這麼簡單嗎？怎麼還這麼昂貴？」

事實果真如此嗎？

植體的規格、補骨需要等待的時間……，植牙前的認知，你應該要知道！

你可能從來沒有想過，一場手術需要動用多少位醫師？

一般手術中，手術台前通常有兩位醫師，分別為主刀醫師及跟刀醫師，旁邊還會有一位護理師負責幫忙；但牙科不同，通常只有一位醫師，主刀醫師將傷口打開並用鉤子撐開，由護理師或跟刀手幫忙拿器械或拉鉤。

跟著刀子走？——何謂跟刀手

「我想成為跟刀手！」跟刀手並非人人都可以做，除了需要有一定的專業程度，對手術器械有足夠瞭解，還要會做無菌的消毒處理。

在牙科手術中，基本上有兩位跟刀手，分別為固定跟刀手（第一助手）跟流動跟刀手（第二助手）。固定跟刀手如其名，在手術室裡是固定的人員，負責輔助手術；流動跟刀手也稱為「流動助理」，負責提供材料，使材料呈現無菌狀態，並放在無菌布上。（圖3-2）

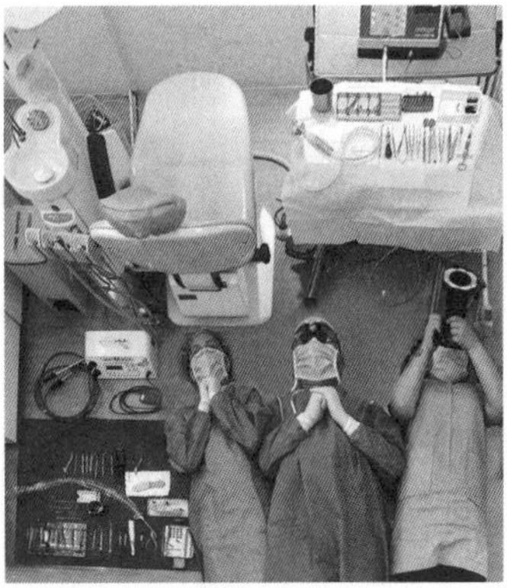

圖 3-1 貝瑞牙醫手術開箱圖

比較特殊的是，有些醫師第一次動手術，不知道怎麼訓練助理，此時販賣植體的公司會派出業務，甚至是老闆本人出面幫忙手術，他們雖然也具有醫療專業，但未必能力都很好。

醫師親自訓練的助理有一定的品質要求，但若是廠商派出的人員，便難以得知是否真正瞭解手術的需求，或是會不會處理感染控制。

輸入「植」行代號——植牙的規格

「價錢多少沒關係，但我要用最粗、最長的植體，這樣支撐力強，比較穩固。」陳伯伯告訴我，他深思後的選擇，但我沒有照他所說的要求選擇植體。植體有各種規格，什麼尺寸才是最好的呢？

別「粗」心！——植體粗度設計

標準植體一開始的粗度設計為四公釐，過去認為粗一點的植體更穩、更強而有力，於是一路研發到八公

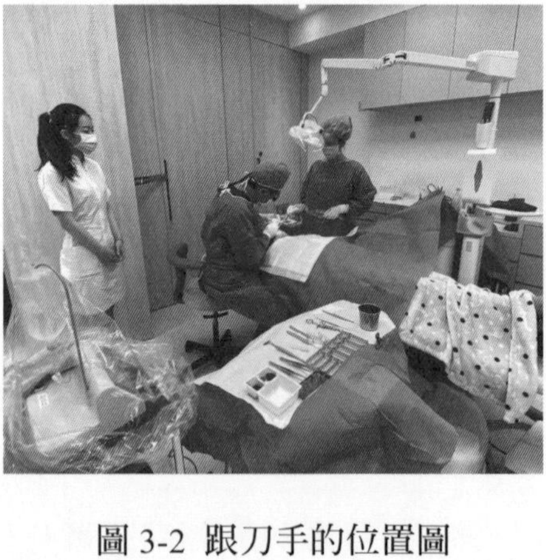

圖 3-2 跟刀手的位置圖

釐；但後來發現，植體越粗並不代表支撐力更好，甚至會帶來壞處。

八公釐的植體加上兩邊各兩公釐的骨頭，代表需要十二公釐寬的骨頭，對骨頭比較小的東方人而言，植入太大的植體後常常其中一邊骨頭太少，甚至是沒有骨頭，長期下來會造成萎縮，不但沒達到優點，還帶來缺點。長期追蹤與統計後發現，植體不是粗就好，標準的四公釐已足夠，因此現在標準植體慢慢回到主流，甚至更細的三．五公釐、三．二五公釐也沒太大問題。植體粗細的選用，應依照骨頭寬度與前後牙距離來決定，醫師會針對患者的條件幫忙挑選，因此患者不必太過擔憂。（圖 3-3）

別冗「長」——植體長度設計

標準植體的長度一開始設計為十公釐，早期同樣認為越長越好，所以也曾發展至十八公釐；現在則覺得夠用就好，就算只有六．五公釐，成功率也與十公釐無異。

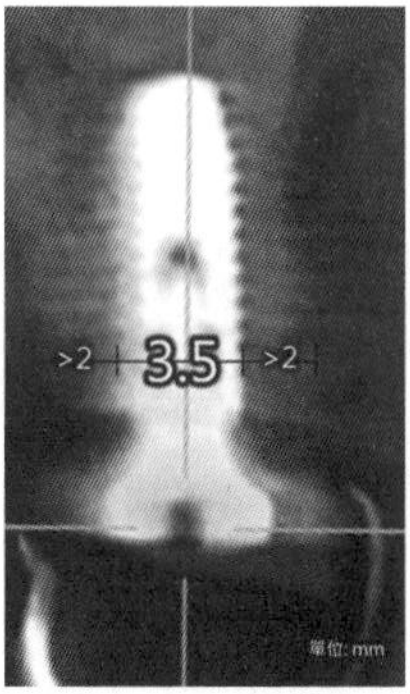

圖 3-3 植體粗度
大於 3.5mm 即可

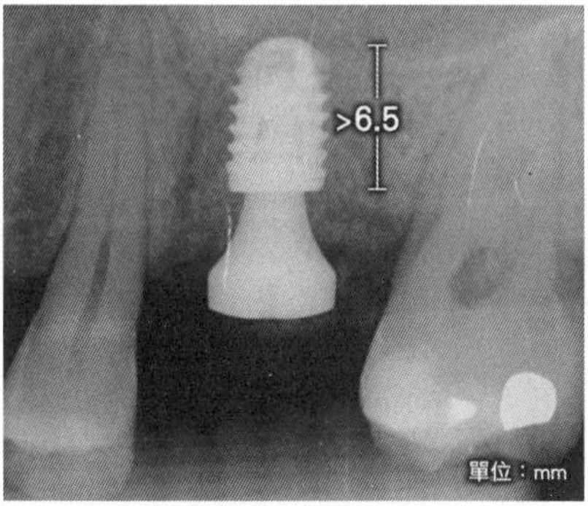

圖 3-4 植體長度
大於 6.5mm 即可

植體長度的選用，應依照骨頭深度與重要組織結構之間的距離來決定，如同粗度，醫師也會依照患者個人條件挑選出最適合的長度。（圖3-4）

「補」輕忽——補骨的必要

基本上亞洲區患者的牙齒很小顆，骨架偏小，骨頭也比較窄，加上大多數人因為罹患牙周病才會拔掉牙齒，所以骨頭剩得特別少。進行植牙評估時，容易發現高度不足或寬度不足，無法直接植牙的情形，因此「補骨」顯得相當重要。（圖3-5）

拔完牙後，骨頭將隨之萎縮，骨頭分為外側的頰側骨與內側的舌側骨，舌側骨比較厚硬，崩塌比較不明顯，但頰側骨卻很容易崩塌。經過統計，拔牙後若不做任何處理，通常拔牙後的第三個月起，骨頭會快速崩塌，一年後頰側骨和舌側骨寬度可能會萎縮掉一半。因此，目前在拔牙前，就該開始評估要不要植牙、補骨。

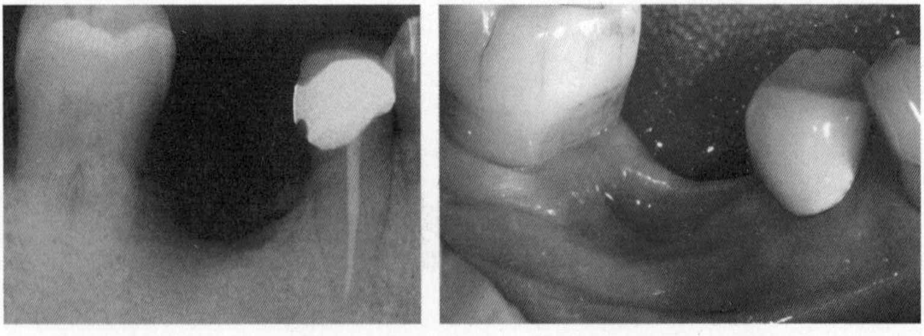
圖 3-5 拔除後，骨崩塌

補骨有什麼好處？答案是能讓地基條件達到最好。補骨可以讓水平寬度不足的變寬（圖3-6），可以讓垂直高度不足的增高（圖3-7），地基多一點，未來風險更少。

現今需要補骨的比例越來越高，過去一顆植牙只需要寬度約六至七公釐的骨頭，現在則要求八公釐以上。為什麼寬度需求會提高？標準的植體寬度約為四公釐，若植在六公釐的骨頭正中央，左右兩邊各剩下一公釐，一開始看似順利，但經過六、七年，骨頭卻突然大量萎縮。

追究原因，發現由於骨頭太薄，血液難以供應，造成血液循環不夠，一段時間後骨頭便逐漸萎縮。後來計算出足夠支撐血液供應的寬度，應該達兩公釐比較安全，因此若使用四公釐的植體，加上左右各兩公釐，共需要八公釐的空間，由此可見，骨頭寬度的要求，較之前高出許多。

補給時間——補骨的時間點

做任何事都需要掌握時機，補骨當然也不例外。其實，拔牙後第一時間補骨，得到的效益最高。

在拔牙後形成的窩洞直接補上骨粉，蓋上再生膜，傷口的血液將提供血塊抓住骨粉，由於血塊中包含很多生長因子，所以這時是長骨的黃金時間；若是傷口不出血，反而會導致補骨失敗，因此後來證實在拔牙時同時補骨，能得到最多生長因子。（圖3-8）

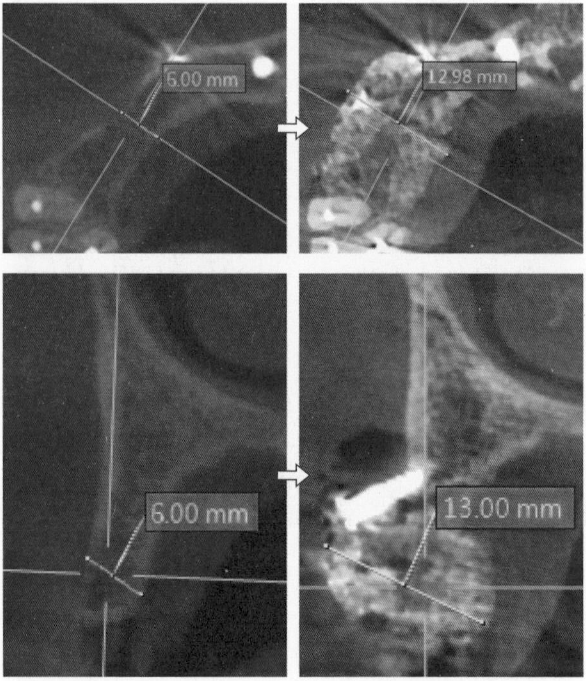

圖 3-6 骨水平寬度不足的補骨寬度

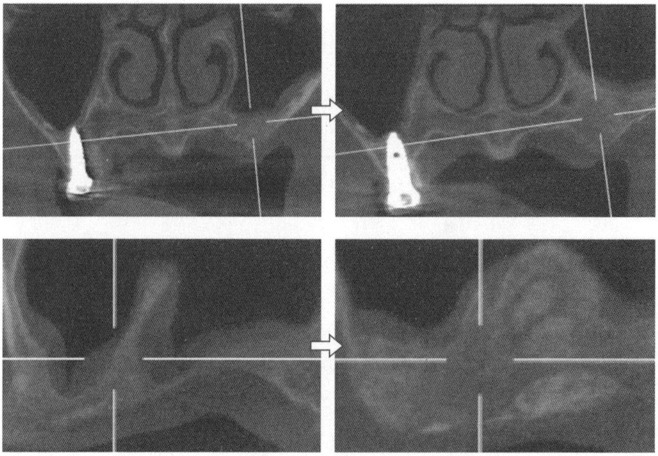

圖 3-7 骨垂直高度不足的增高

補充材料——骨頭用什麼填補

補骨材料大概分成三類：人類骨頭（自體或異體）、動物骨頭、人工合成骨頭。

◆人類骨頭：異體骨通常來自大體捐獻，捐獻後將骨頭純化，去除一些抗原，由於它和人體的相似性最高，所以長得很快，但缺點是空間的維持不見得很好，因此常作特定的位置使用。

◆動物骨頭：使用的有豬骨、牛骨、馬骨等等，將這些骨頭去抗原及純化後製成骨粉。使用骨粉製作不會被排斥的支架，架設好空間並導入血液後，就會帶著骨細胞生長下去，這種材質的空間維持非常好，但沒有引導生長的功能，所以骨頭長得比較慢。

◆人工骨頭：不用擔心排斥的問題，但長骨速度最慢。（長骨速度：人骨＞動物骨＞人工骨）

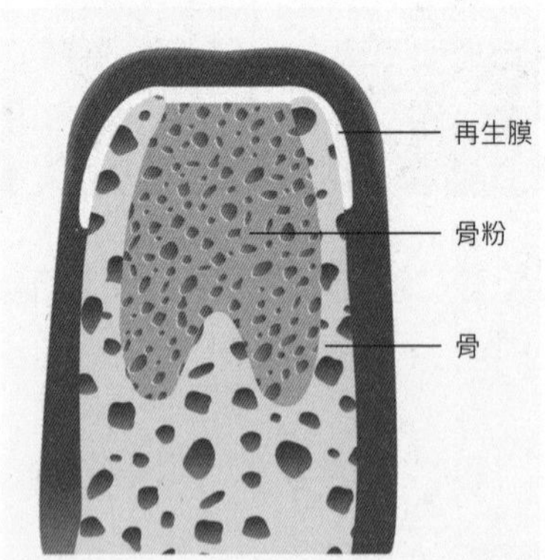

圖 3-8 拔牙後補骨示意圖

有些病人會提出自行選擇植入骨頭的要求，事實上，因為不同手術有不同考量，應該由醫師進行認定才是最好的。不同骨頭有不同效果，不存在哪種最好，通常會建議病患，如果沒有特別的禁忌，依照醫師的指示就可以，不用特別挑選骨材。

「我真的很害怕人骨或動物骨，不能使用人工骨嗎？」即將進行補骨的李小姐看起來相當不安，其實不只她，許多人都有同樣的疑問。基本上人工骨也可以，但生長比較慢，所以需要更多耐心等待骨頭生長，因此不是不行，只是各有利弊。

「補」能不等——補骨所需時間

「傷筋三個月，動骨六個月！」這是我們耳熟能詳的受傷休養時間。

台灣之光王建民當初在大聯盟比賽時，曾因為受傷而宣布停戰三個月，外界大多猜測為韌帶或其他軟組織受傷，所以需要三個月復原；如果他宣布的是六個月，那就可能是骨頭受傷，六個月才能恢復。一般而言，骨頭生長需要六個月，補骨自然至少也要六個月，有時人工骨生長較慢，甚至需要十二個月才能長好。另外，在補骨時，骨頭往往無法一次補滿，每次只能三至五公釐，因此若要填補十公釐，可能需要兩、三次才能補完。

長骨的六個月中，除了第一個月醫師會提醒傷口照顧的方法，爾後能做的就只有等待；若骨頭長得不足或不夠好，便可能需要做第二次補骨手術，完成手術後必須再等六個月，前前後後共要花上十二個月，相當漫長。

在等待期間，照護往往不是大問題，牙齒亂跑才真的麻煩。為了避免這種情況，牙醫師會讓病人在睡覺時戴著「維持器」以固定位置，才能避免牙齒移位。

要進行一場植牙手術，不僅需要維持健康，還需要具備良好的心理素質，除了避免挑選不適合的植體，為了骨頭的長久性與未來性，還需要足夠的耐心，等待漫長的長骨時光，並仔細照顧，植牙才會順利。

02

「補」能「補」知道——補骨原理

骨頭是否穩固，對植牙的穩定性，有決定性的影響，因此補骨成為重要的工作。

但是，「補骨」究竟是什麼，直接把補充物質填進骨頭就大功告成了嗎？

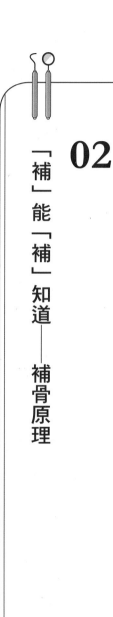

補骨手術相當重要，但究竟「補骨」實際上該怎麼做？要用什麼材料填補骨頭空缺？

對於每個需要植牙的患者而言，補骨的相關必懂重點，你不能不知道！

揭開「補骨」的神秘面紗

補骨是什麼？為了使骨頭生長，因此在空缺處放入骨粉，用來架構空間，使骨頭順利生長。動物骨骨粉跟人工合成骨骨粉通常只有維持空間與控制位置的能力，需要等骨細胞自己生長進去，人骨骨粉則多了引導骨生長的功能，因此會長得更快速。

做了空間維持後，骨頭就能在空缺中長好長滿嗎？不！因為牙肉生長的速度比骨細胞快，所以還需要使用「再生膜」把牙肉擋在外面，不讓它長進空缺裡。（圖3-9）

再生膜分成兩種材料，分別是可吸收的再生膜跟不

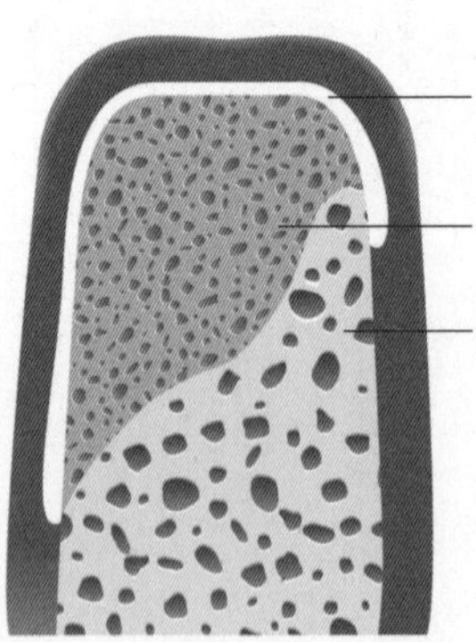

圖 3-9 骨萎縮後的補骨示意圖

可吸收的再生膜。可吸收的再生膜材料以膠原蛋白為主，擁有慢速分解的特性，可以擋住牙肉，使骨粉維持住空間；不可吸收的再生膜材料有鐵弗龍（Teflon）等等，就像是一個簡單的遮雨棚，能阻隔牙肉細胞進入，但因為不可吸收也無法分解，使用一段時間後需要移除。

膠原蛋白和鐵弗龍價錢有的貴、有的便宜，而補骨和再生膜的材料需另外收費，不包含在植牙中，費用通常是三到五萬。

「補」要因小失大！

「如果選擇中間價位八萬的植體，再加上補骨三萬，一顆牙齒要花十一萬，真的太貴了！」由於植牙的整體費用不便宜，過去為了避免如此大的花費，所以醫師很少替病人補骨。然而時間一長，反而造成更大的麻煩。

台灣的植牙病患中，約百分之九十的人都需要補骨，有些患者瞭解後便答應補骨，但有些患者無法認同，寧願直接植牙而不補骨。若以不補骨的情況來看，造成的問題不會在短期內浮現，而是在六、七年後出現麻煩，一旦需要重做，花費可能比一開始還多。

因此，一開始評估便進行補骨的病患，術後的地基穩固，更具長久性，如果地基好，病人條件與清潔狀況也很好，未來也比較有機會能夠使用一輩子，因此比起重做，十一萬顯得較為便宜且方便。

「補」敢面對——補骨的風險

補骨的技術比較難，也存在不少風險，常遇到幾種狀況：第一種情況是補完後傷口裂開，骨粉掉了很多出來，只能等待牙肉完全長好後，再進行第二次補骨；另一種情況是補骨的過程中有環節沒處理好，造成感染、傷口化膿，因此需要把原本補的骨粉全部拿掉，等牙肉長好，恢復正常後再重新補骨。

由於補骨技術較難，有些醫師會評估狀況，如果覺得不補也不會造成植牙困難，就會直接將牙植入；若覺得不補絕對不能植，就乾脆不做，而要求病人去大醫院治療，或是跟病人說不能植牙，只能做牙橋。

我很常碰到患者表示：「好幾個醫生都說不能植牙，只能做牙橋，牙橋該怎麼做？」經過檢視後，發現這些病患十有八九補骨完後，就可以植牙。

由於補骨的技術相對比較難，有些醫師沒有把握便藉故推掉，導致不少患者被拒之門外，由於不是每位牙醫都足夠熟練，不但容易出問題，風險也很高，所以他們要求病患做假牙或牙橋，以避開補骨。此時，病患可以藉由諮詢多位醫師（second opinion），來選擇自己要的是牙橋？還是植牙？

任君選擇——補骨術

補骨術可簡單分成三種。第一種是拔牙時同時補骨，拔牙會造成一個窩洞型傷口，裡面有骨牆壁，在傷口中填塞骨粉的成功率跟可預期性都非常高，是最快最好的方式，所以牙醫通常會建議病人在拔牙時同時補骨，效果最好。（圖 3-10）

第二種是病人齒槽骨坍塌，此時要使用骨釘、鈦網或是不可吸收的再生膜等材料，將空間架起支撐，手法類似於搭帳棚。比起第一種直接填補窩洞更難，醫師需要有更好的操作技術才有辦法達成。（圖 3-11）

第三種是鼻竇手術，因為要植牙的上顎骨太薄，所需深度不足，便會直接鑽進鼻竇，將鼻竇膜撥開一些後放入骨粉，讓它長出更高的骨頭，這也是補骨方法之一。（圖 3-12）

有些患者在拔牙後骨頭不足，需要動鼻竇手術後才能植牙，便是因為上顎骨的牙根跟骨頭之間非常薄，拔

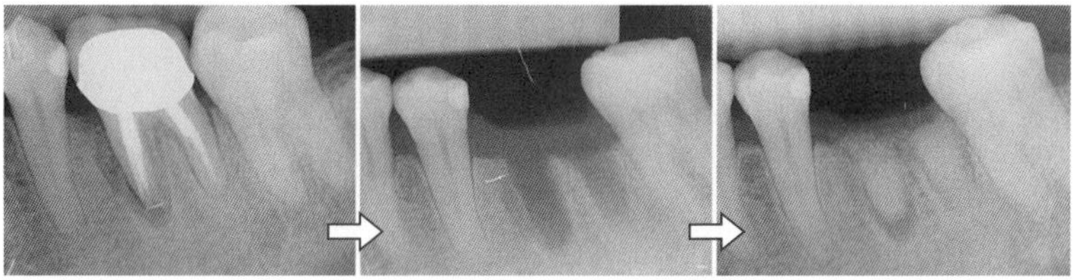

圖 3-10 拔牙窩洞補骨手術

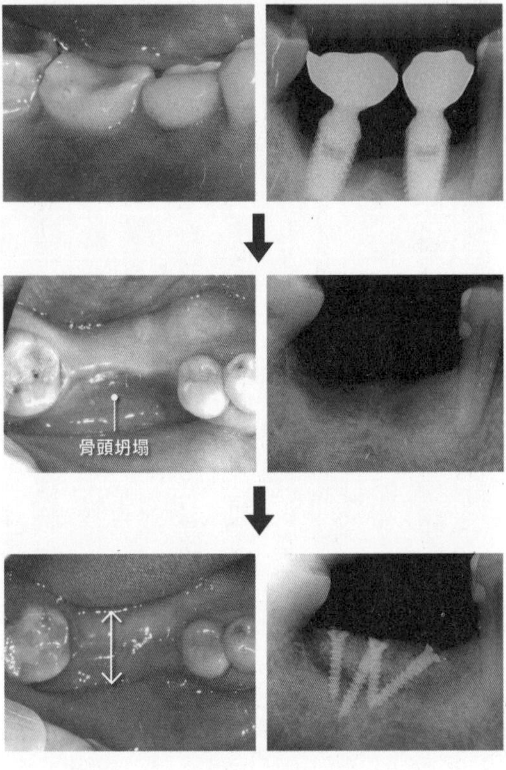

圖 3-11 齒槽骨坍塌補骨手術

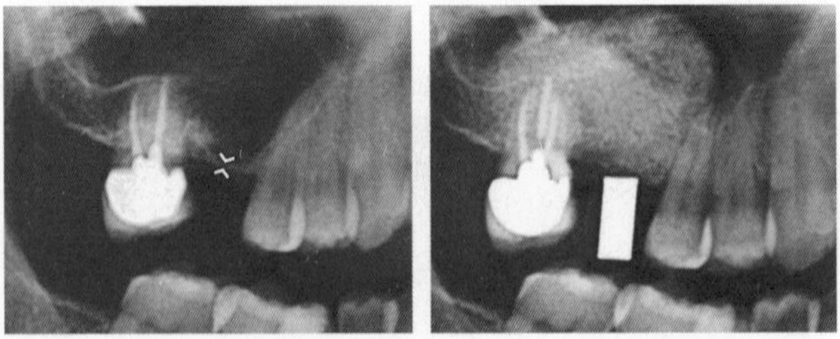

圖 3-12 鼻竇補骨手術

牙後牙根上方的骨頭彷彿薄膜，會坍塌、變薄，因此進行補骨手術增厚上顎骨。（圖3-13）

由於牙醫師熟悉的是口腔環境，鼻竇環境則不然，不但會有恐懼感，會操作的醫師也很少，因此許多醫師不願意嘗試鼻竇手術，早期大多由耳鼻喉科醫師進行，現在則有越來越多牙醫師踏入該領域學習。

鼻竇手術與搭帳棚手法不同，但一樣都屬於高難度手術，有些人專門學鼻竇手術卻不會搭帳棚，有些人相反，但不管如何，拔牙時直接補骨是最簡單，也最容易成功的作法，技術門檻較低。

這三種補骨手術幾乎天天都會碰到，如何選擇端看病患的狀況和條件，以及醫師的技術是否到位。若補骨順利，就算沒有植牙，有些患者超過七、八年，骨頭依然沒有什麼變化，由此可知補骨的時效非常長。

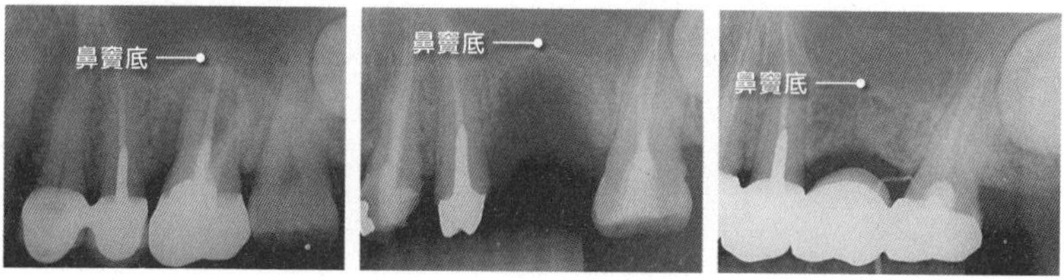

圖 3-13 拔牙後鼻竇變大

植牙幫手——手術導板

植牙時，一般都認為重點是種入植體，但是如果前面的牙齒歪了，醫師跟著前面牙齒的長軸種，可能結束後才會發現種歪、種偏，甚至不能裝假牙。手術過程中若太集中於局部而忘記大環境，一旦位置不對，就可能因為沒有當場判斷改變方向，導致植牙歪掉。

在手術前，可以先於石膏模型上評估，並製作出手術導板。手術導板會參考骨頭內的空間跟將來假牙的位置，因此最終要受力的假牙才能做得美觀和正確，才不會產生做不出假牙的問題。（圖3-14、3-15）

以前很少人使用手術導板，現在雖然稍微多一點，但也不到五成。使用手術導板會使手術更精準，有些國際大師有能力進行「free hand」手術，即使沒有手術導板也可以做得很好，但一般初學醫師最好能使用，即使是技術已經很純熟的牙醫，還是會使用導板。

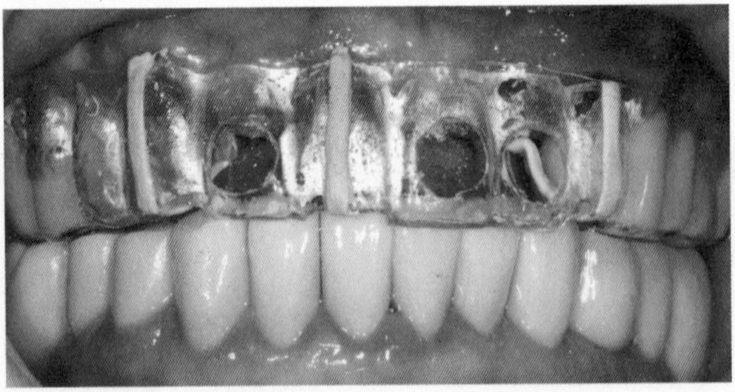

圖 3-14 簡易手術導板（我自己使用的其中一種）

「植」行準則——植牙三步驟

植牙分成三個步驟：第一，把植體放進齒槽骨中待骨生長；第二，讓植體由肉裡面長出來，為了讓人工牙根穿出牙肉，需要把已癒合的牙肉切開，並用支台體接上，此稱作「二階手術」。等到術後約一個月癒合，才進入第三步驟——印模做假牙。（圖3-16）

植牙三步驟聽起來簡單，但每個步驟都需要時間。有人說植牙最重要的就是第一步驟，先植入成功，才能討論後續，因此第一步驟的植牙跟補骨手術是最重要的，只要打好基礎，後續的二階手術和印模做假牙就會非常簡單。

二階手術有許多為了美觀而做的細節，例如把牙肉增厚。有些醫師比較在乎整體美觀，會在二階手術之前或同時做牙肉增厚手術，這些會在手術過程或一開始就先跟病人討論，就算不做也不影響成功率。簡單來說，二階手術比較輕鬆，也沒有失敗的問題。

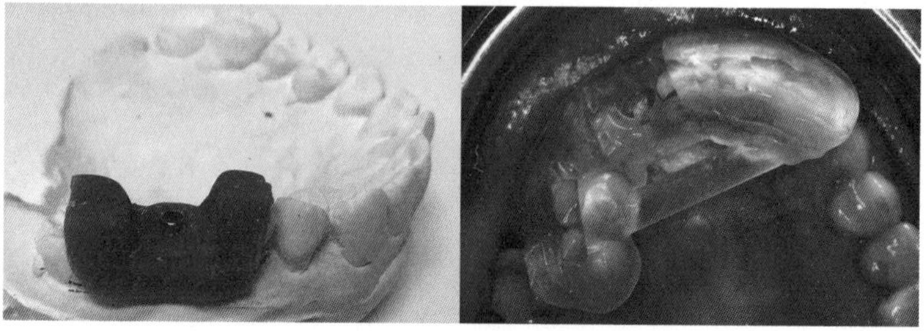

圖 3-15 3D 列印手術導板
（左為林允德醫師提供，右為吳昱璋醫師提供）

過去，牙醫在學習時，大多把重點放在前端的植牙手術，結果卻常常因為遇到不好處理的假牙，光是裝假牙就花太多時間。如果植體的位置不好，導致做不出假牙或做出不精準的假牙，這些都是時常出現的問題。

植牙假牙常常遇到的一件事，就是印模無法「精準取得」的問題。「轉移印模」（transfer impression）是指將金屬套件跟植體連接，然後使用矽膠印模材將金屬套件轉印取出、製模，不同於一般自然牙取模時的高精準度，會產生不少誤差。（圖3-17）

假使產生誤差之後，就需要找到解決的方法，但光用變通方式，便可能需要花上四週才能裝上假牙，若是變通方法也宣告失敗，就需要更長的時間。因此，在做植牙假牙的時候，要是遇到假牙不精準的問題，導致一直重做，將耽誤不少時間。（圖3-18）

有些醫師因為怕麻煩，索性將不精準的假牙黏上，雖然病患可能感覺不出來，卻容易塞住、藏汙納垢，長期下來還是會造成影響。（圖3-19）

如今研發了一些新技術解決這個問題，第一種是數位掃描，能有效提高精準度，但對象是多顆連結的植牙假牙時，還是會有些許誤差；第二種新技術是冷銲，精準度更高，就算是多顆連結的植牙假牙，也一樣保有超高精準度，減少時間的浪費，讓牙齒更密合、更耐用，也更美觀，是很好的方法。（圖3-20）

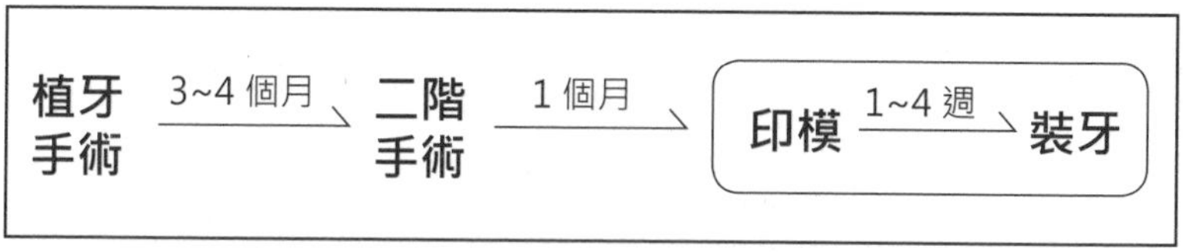

圖 3-16 植牙三步驟的流程與所需時間

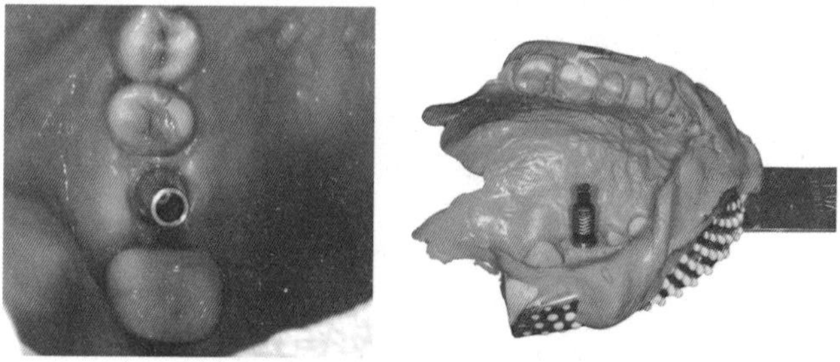

圖 3-17 植牙假牙的轉移印模

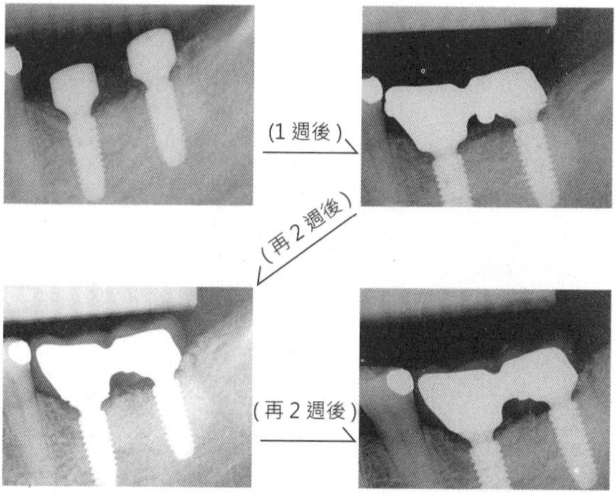

圖 3-18 植牙印模三次後才取得精準結果

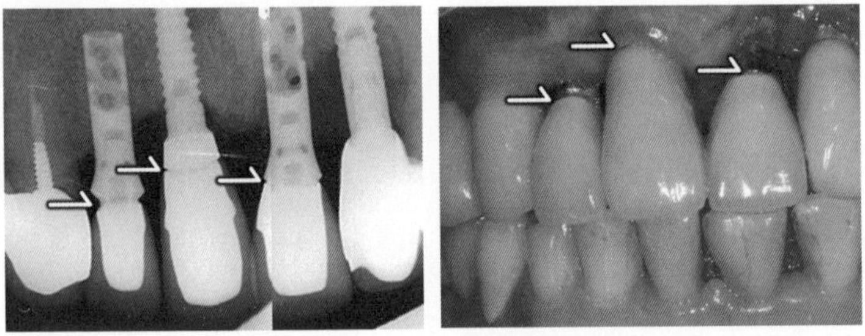

圖 3-19 植牙印模常產生誤差

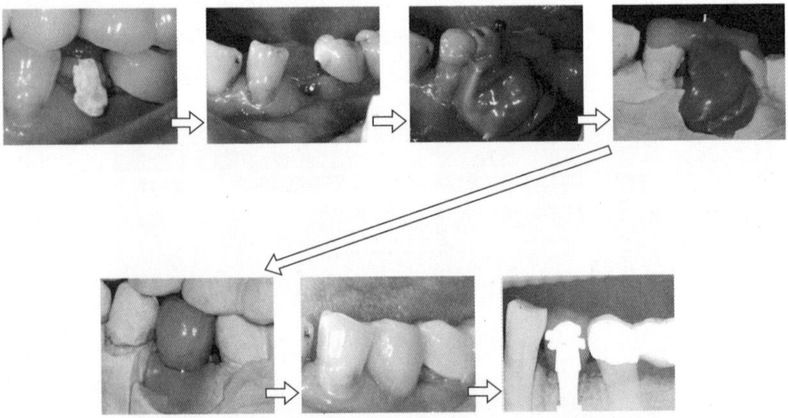

圖 3-20 冷銲技術的精準取模成果

安心植牙小筆記

補骨順利，植牙成功效益高！

透過這個章節，我們可以簡單瞭解補骨的重要性，以及補骨和植牙手術的流程。

在準備植牙之前，應該好好和醫師討論補骨的必要性，為了長久的牙口健康，切勿短視近利，才能做出最好的決定喔！

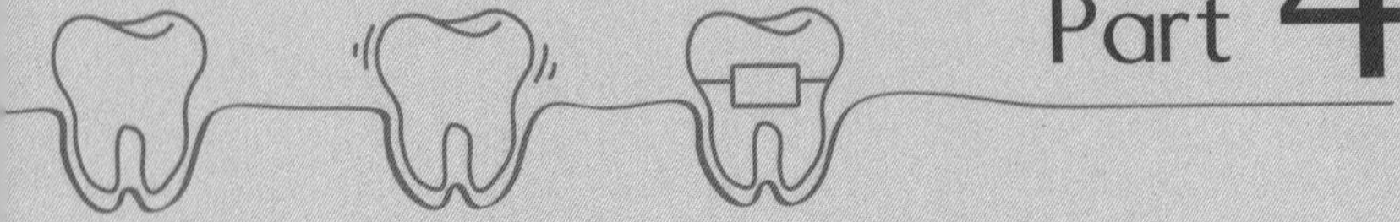

Part 4

「**植**」後新生：假牙材質選擇，術後照顧、配合與復原

由於醫療持續進步，植牙的小缺點其實不難處理，只要著重清潔和保養，因此聽到有人說「幸福肥」才是植牙最大的缺點。

植牙後段的假牙材質選擇，仍是重要的一環，假牙應該呈現什麼狀態，才算手術成功呢？有沒有能用一輩子的植牙假牙？關於植牙假牙，還有很多知識等著你逐一探索！

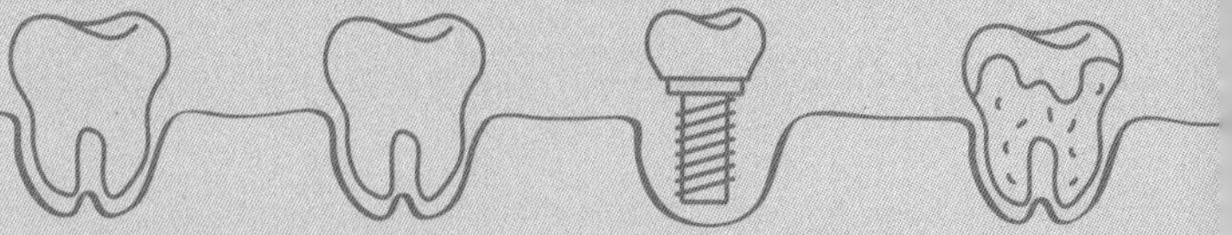

關於植牙大小事，你是否也有這些問題？

Q

植牙的假牙材質要如何選擇？金屬的好，還是陶瓷的好？ p.142-144
植牙後，可以吃芭樂、杏仁果等硬的食物嗎？ p.149-150、152-153
如果衛生習慣良好，植牙可以使用多少年？ p.154-155
植牙後，還需要特別照顧嗎？ p.152-169、186-190
植牙後還會蛀牙嗎？有需要使用牙線清理嗎？ p.168
睡夢中有磨牙問題的人，適合植牙嗎？ p.153
磨牙是否容易弄壞植牙？該如何保護呢？ p.153
什麼是雷射植牙？是不是比較不痛？ p.176
什麼是微創植牙，每個人都適用嗎？ p.172-174
我好像都刷錯牙了！有沒有正確的刷牙方法？ p.158-161

臨床門診經常出現的提問，本章一併為你排憂解惑。

01 假牙，到底「型」不「型」？

「假牙不是都長一樣嗎？哪一種都行啦！」植牙並不是植入牙根後就算完成了，還需要仔細挑選假牙的型式才行。

關於假牙的知識，還有哪些需要知道呢？

「假牙有什麼特別的地方？」大家都知道假牙和自然牙不同，但如果要說出假牙的特別之處，想必都很模糊。

前面章節介紹許多手術方式，植牙的假牙也同樣擁有多種選擇，主要分為「固定假牙」與「活動假牙」兩種；固定假牙有單顆固定的型式，也有多顆相連的牙橋型式（圖4-1）；活動假牙則分成覆蓋與固定型式。（圖4-2）

必須固「植」——支撐植牙的固定假牙

把牙齒磨小，經過印模和製模後，就可以在模型上製作出假牙。但植牙的假牙作法，和一般假牙一樣嗎？

靈魂人物：支台體

植牙是把人工牙根植入包覆著牙肉的骨頭裡，由於牙肉上沒有牙齒的形狀，因此需要進行「二階手術」，接上製作假牙的支台體。

支台體既不是假牙，也不是植體，而是兩者的銜接，支台體就像被磨小的牙齒，材質基本上是四級鈦或五級鈦，只要照著這個形狀做好假牙，形狀就會和自然牙類似。（圖4-3）

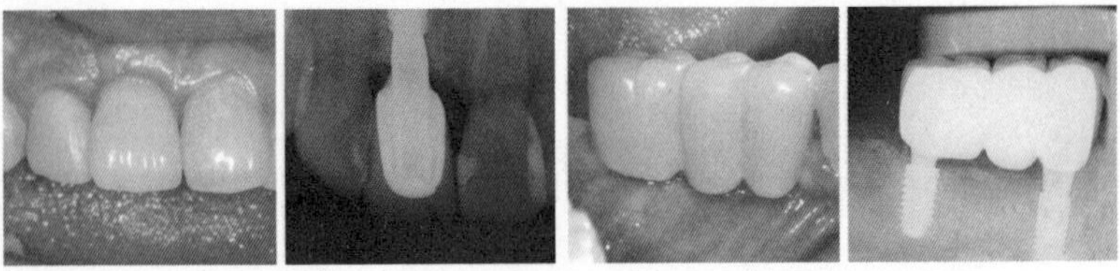

圖 4-1 植牙的固定假牙：單顆型式和多顆相連的牙橋型式

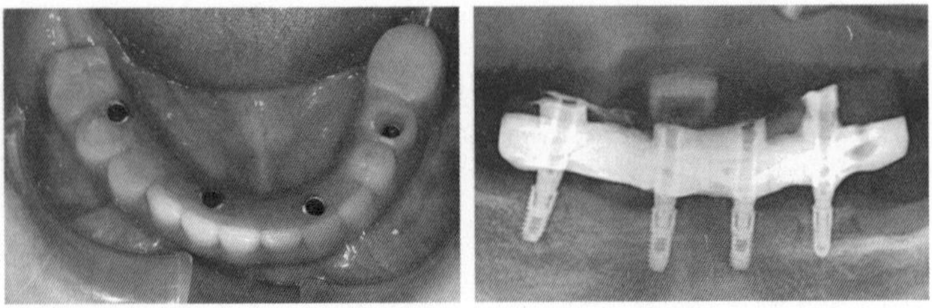

圖 4-2 植牙的活動假牙：覆蓋型式與固定型式

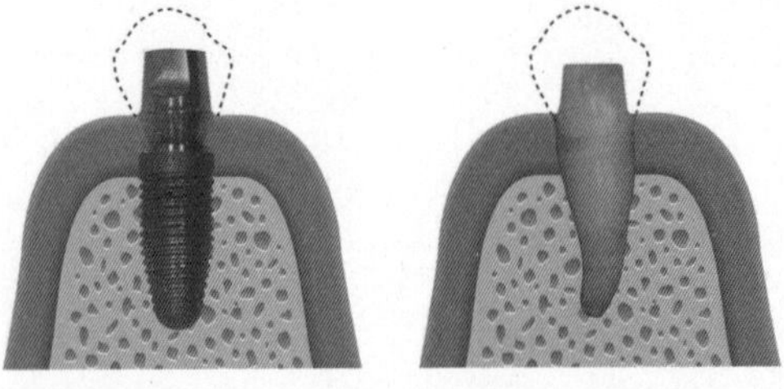

圖 4-3 支台體就像被磨小的牙齒

重視細節：固位方式

假牙就像是植體的盔甲，裝上植體時，有些用黏的（黏著固位），有些則用螺絲鎖（螺絲固位），單顆的植體使用黏膠黏著，或是採用螺絲鎖住的差異並不大。

若遇到患者缺三顆牙，卻只植兩顆的情況，假牙則需要採用牙橋型態，由於多顆植體印模製作假牙時，常碰到變形問題，若使用螺絲固位，只要有些許誤差，就可能導致整排都鎖不進去，硬鎖後產生應力，將來就容易出現問題。

此時選用黏著固位，若太貼合，黏膠就用弱一點，若比較鬆，黏膠就用強一點，因而能有效克服誤差問題。

若有把握做得精準，當然也可以使用螺絲，但目前牙橋使用黏著固位還是比較常見。每個醫師喜好的手法不同，沒有優劣之分，要選擇螺絲固位或黏著固位，因為比較專業，交由醫師判斷即可。（圖4-4）

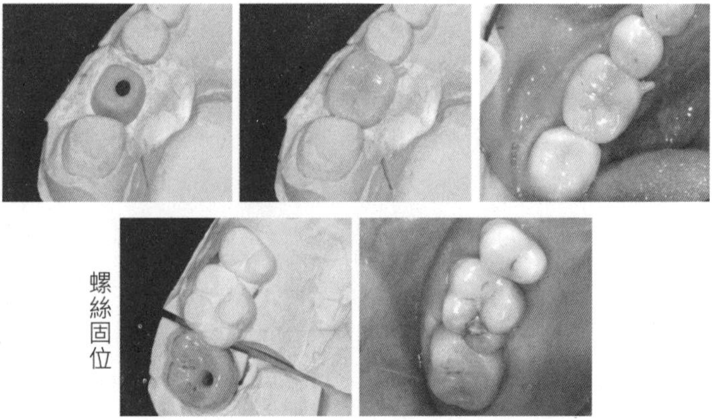

圖 4-4 植牙假牙的固定方式：黏著固位與螺絲固位

關鍵要素：假牙材質

固定假牙的時候，一般由醫師決定採取黏著法或是鎖螺絲，但假牙的材質，則是由病患自行選擇。市面上固定假牙的材質，大多是金屬或燒瓷，由於很少人願意接受純金屬，所以會在金屬上燒瓷或直接採用全瓷冠（圖4-5），這兩種模式的費用略有不同。為什麼特別提到費用？大部分人認為，醫師和病患說明植一顆牙的費用時，還包含上面的假牙；但在台北市，大多數醫師講的植牙費用只有人工牙根，假牙則需額外計算。

假使植牙費用有包括假牙，一般材質大都選用金屬燒瓷，金屬材料則由醫師自行決定。「我聽說有人用黃金做假牙材質，我也要用黃金，高貴又不會壞！」張婆婆上次在選用材質的時候，對我這麼說。以自然牙來講，密合度好的黃金使用時間長，而密合度較差的合金，一般過了一段時間後，就會開始鏽蝕、鬆開，甚至蛀掉；但植牙不需要擔心蛀掉的問題，所以選用黃金或一般合金都沒關係。

雖說影響不大，但有些患者還是會評估好的金屬不會解離、生鏽，也沒有毒性等因素，因而堅持使用，所以價格上自然也有所差異。（表4-1）

品項		成分	
金屬覆瓷假牙	鈷鎳合金	Co Ni	會鏽蝕
	鈷鉻合金	Co Cr	不易鏽蝕
	鈀合金	Pd	不會鏽蝕
	貴金屬合金	Au 50%	不會鏽蝕、密合度高、生物相容性好
	黃金合金	Au 87%	不會鏽蝕、密合度高、生物相容性好
超硬陶瓷假牙	氧化鋯	ZrO	不會鏽蝕、密合度更高、生物相容性更好、表面材質夠硬、美觀度佳

表 4-1 金屬覆瓷假牙 VS. 超硬陶瓷假牙

	金屬覆瓷		超硬陶瓷	
顏色	有鐵灰色		自然透光齒色	㊈勝
邊緣黑線	有		無	㊈勝
相容性	生物相容性不佳（易發炎）		生物相容性佳（不易發炎）	㊈勝
表面硬度	400 MPa		1100-1200 MPa	㊈勝
密合度	縫隙 75-150 μm		縫隙 20 μm	㊈勝
圖片範例	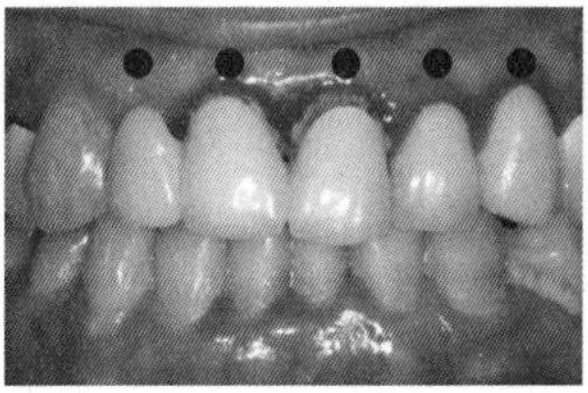		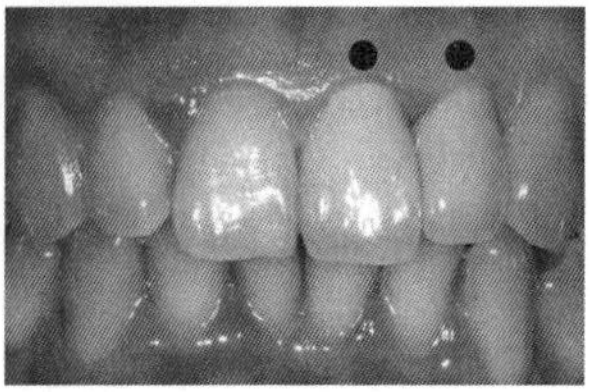	

表 4-2 假牙材質表

◆強力新星——氧化鋯全瓷冠

另一種選擇是全瓷，整體價格偏高。早期全瓷冠的耐用度和硬度並不理想，但使用氧化鋯全瓷冠（超硬陶瓷）後，硬度比燒瓷或壓鑄瓷大上三至六倍，表現極佳，更不容易被咬碎，是一種承受咬力較好的表面材。

雖然如此，但超硬陶瓷並非無極限，若咬合力過高，還是可能崩裂，此時便需要咬合板進行保護。

有些患者的咬合力比較重，喜歡咬堅果、甘蔗、螃蟹殼或是骨頭，若使用金屬燒瓷材質，假牙容易崩毀，對於有磨牙或緊咬型患者更是如此，於是使用了超硬陶瓷，都能大量改善牙齒的脆裂問題。

由此可見，超硬陶瓷是未來的趨勢，不但相容性高，而且美觀，精密度也提高許多，在美國，使用全瓷冠的比例甚至已高達八成。

但有一個奇特的缺點，就是當上下排牙齒都是超硬陶瓷時，由於硬度高，咬合時會發出「喀喀喀」的聲音，

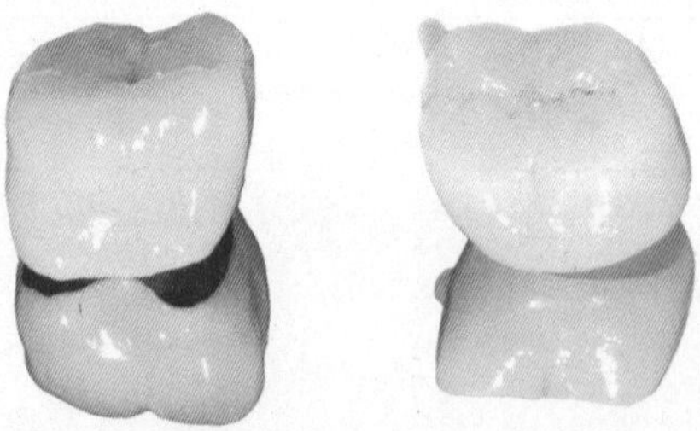

金屬燒瓷假牙　　氧化鋯假牙

圖 4-5 假牙材質

可能就會被別人嫌棄吃飯聲音太大，不過瑕不掩瑜，這種狀況並不會改變全瓷冠扶搖直上的地位。

不願固「植」——植牙支撐的活動假牙

由於經濟上的考量，有些患者在單顎無牙時，只想植兩顆植體，並搭配活動假牙使用。

這種情況下，使用的支台體不像一般做成像修磨後的自然牙，而是做成球形（Ball Type，圖 4-6），只要在活動假牙裡放入橡皮筋，將橡皮筋和球體對卡，活動假牙一壓，假牙就可以卡住球體，不會一直晃動。這種活動假牙底下有支撐的物體，所以又稱為「覆蓋式活動假牙」。

靈活型——覆蓋式活動假牙

支台體有相當多種設計，包括「定位型的支台體」，有定位（Locator）或磁鐵（Magnet）的設計（圖 4-7、4-8），只有一個方向可以裝戴，非常準確；不像球形，

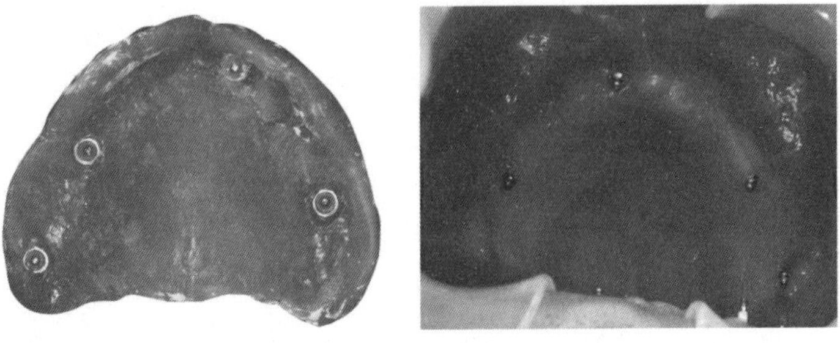

圖 4-6 球狀支台體

就算稍微偏斜還是可以卡緊，但也因其精準特性，代表越不容易拿下，固持力更高。

另一種橫向柱狀支台體（Bar Type）也相當常見（圖4-9），橫向的支條（bar）使卡榫更加精準。裝設活動假牙時，下顎往往是最不穩的，而這些特殊支台體能提供不少好處，當病患全口無牙，裝上這類支台體後能加強穩固性，又不會像固定假牙那樣需要裝設大量植體，能省下不少錢。

這類假牙的缺點是需要每天拔起來清洗和泡水，有些人可能不太習慣；加上每天拔上拔下，零件久了會磨損，或表面材料不夠硬，都可能產生更換的需求。

另外，若是骨頭萎縮，覆蓋式活動假牙跟牙肉的貼合度變差，幾年就要換底一次。比較大的缺點是，這類假牙只能恢復病患約三至七成的咬合力，不若植牙支撐的固定假牙咬合力，可恢復百分之七十至一百二十。

穩重型——固定式活動假牙

還有一種是固定式的活動假牙，使用前須至少植四支或四支以上的植體，將活動假牙跟支台體黏接在一起，再透過螺絲鎖住植體。（圖4-10）

由於使用螺絲需要非常高的精準度，所以製作難度極高，最大的困難是若有任何一支不精準，假牙可能裝不上去，若是硬鎖進去，經過一段時間後，假牙可能會裂掉、斷掉，甚至是植體鬆脫。

雖然製作困難，但因為固定式活動假牙的固定性非常好，彷彿裝上固定假牙一樣穩固，因此

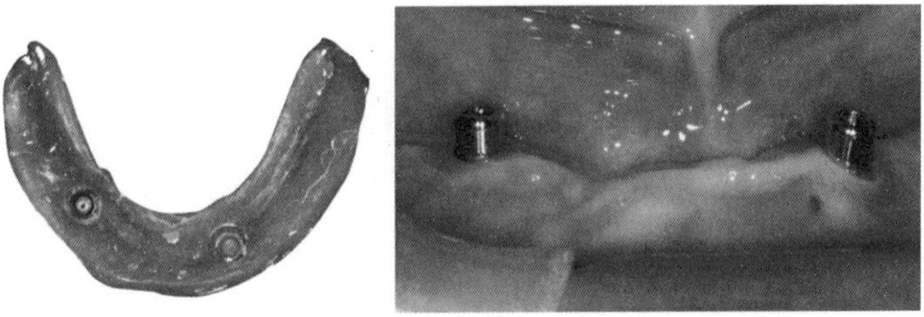

圖 4-7 Locator

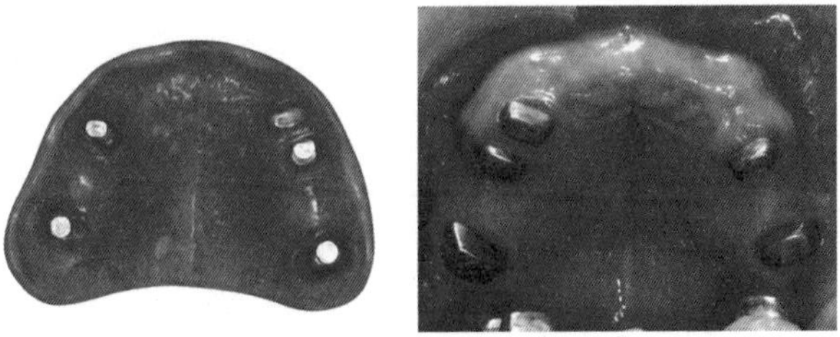

圖 4-8 Magnet

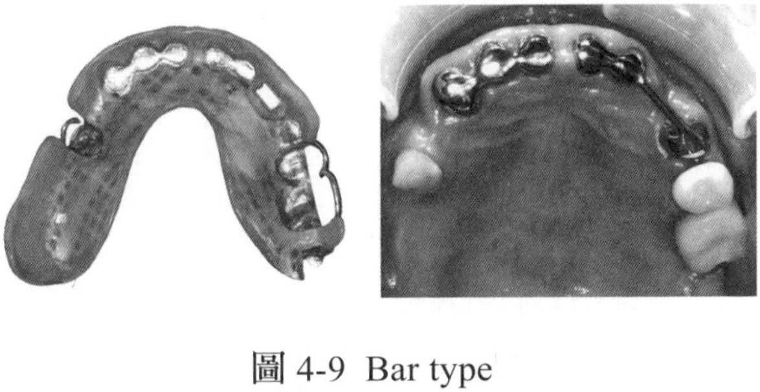

圖 4-9 Bar type

相當受到病人的喜愛和青睞。

「即使做得很精準，上面的假牙還是會出狀況！」固定式活動假牙使許多醫師受挫，雖然後來研發出一些新材料，而逐漸改善這個情況，但價格也因此提高。譬如結構材料選擇鈦 Bar、PEEK、BioHPP，或將表面材質換成超硬的氧化鋯全瓷冠，由於牽扯到專業的製作過程，因此病患如果有需求，就必須好好和醫師溝通，事後才不會有所遺憾。

植牙後，咬合力量的恢復

「假牙裝上以後，就和一般真的牙齒一樣，飲食上應該什麼都可以吃吧！」但是你真的這麼認為嗎？

舉個例子來說，骨折後打上石膏，石膏拆掉後，是否就代表完全好了呢？實際上，你會發現剛拆下石膏後的手，力量明顯不太足夠；剛拆掉石膏的腳，走起路來還是一拐一拐地不夠穩定。

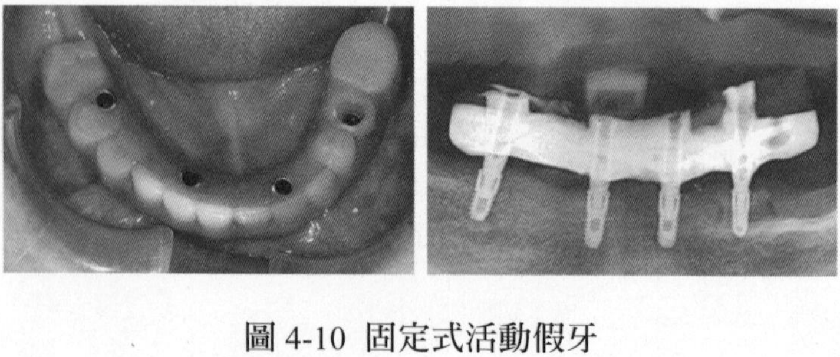

圖 4-10 固定式活動假牙

再以近視手術為例，雷射完之後，醫師會建議避開強光，因為眼睛需要一段修復期。剛植完的牙齒也是，裝上假牙只是剛復原，並不代表已經恢復正常，這時能承受的力道不大，因此在植牙完成之後，醫師通常會建議病患先以軟性的食物為主。

「醫生，我很想吃有嚼勁的食物，到底軟性食物還要吃多久？」

究竟要何時才能滿足口腹之欲？植體植入後，骨頭跟植體間會長出新生骨，暱稱為「Baby Bone」。Baby Bone 很軟，承受力不大，吃一般軟性食物沒問題，但若吃到比較有嚼勁或比較硬的食物時，可能就會直接崩解，也可能導致植體鬆開，所以不能在此時吃這類食物。

Baby Bone 何時才會變成成熟的骨頭？基本上需要兩到四年，時間相當漫長。根據「骨訓練理論」，讓植牙的假牙適量進行受力訓練，便有機會提早至一年以上就成熟，因此醫師通常會建議病人至少吃軟性食物一年，之後便可以開始嘗試吃魷魚、牛肉、豬肉、芭樂、堅果等比較硬的食物。

「如果想咬骨頭，需要等多久才可以？」骨頭並不能算是食物喔！從自然牙到植牙，不管材質多好，都應該避免骨頭、冰塊、螃蟹殼、芭樂籽這四大殺手，它們非常容易破壞牙齒，如果可以就盡量不要吃吧。

結論是，植牙裝完假牙後，最快也要一年，再嘗試比較有嚼勁的食物，才能拉長植牙的使用年限。

剛植完牙，裝上假牙，左側骨頭可見均質化，屬於 Baby Bone；裝牙後兩年，左側骨頭可見薄的白線，是皮質骨，屬於成熟骨，可以較放心吃硬的食物。（圖 4-11）

有些患者只植一顆牙，裝好假牙後，只要裝假牙那側都吃軟的食物，另一側吃硬的食物，依舊可以正常吃所有東西，但若是全口式的植牙，就盡量遵守一年吃軟性食物的準則。其實八成以上的食物都屬於軟性，種類繁多，所以不用擔心選擇太過侷限，還是可以好好享受美食。

關於植牙的假牙，有許多細節都需要注意，無論是裝上假牙的方法，或是材質的選用，以及能完全正常使用的時間，都需要仔細地瞭解，才能擁有狀況良好的假牙夥伴，讓它陪你度過更長的黃金歲月。

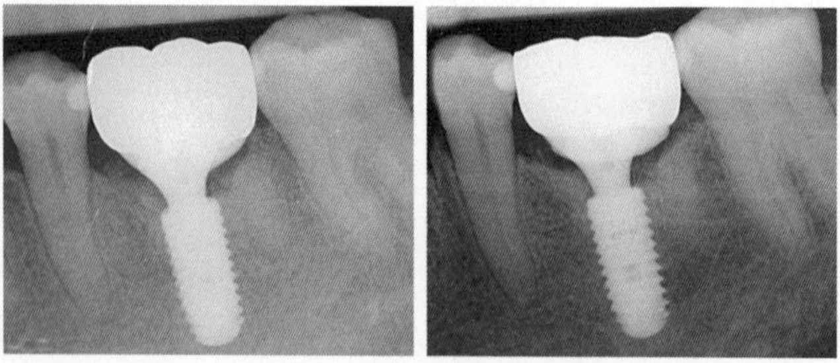

圖 4-11 成熟前後的 X 光片

02 清潔「植」標——植牙假牙的清潔與保養

植牙後裝上亮白的假牙，看著鏡中的自己彷彿重獲新生。但是，裝上假牙後，你有沒有好好刷牙呢？根據研究，大部分的病灶都源於牙齒間隙，如果沒有正確清理，可能又要重回噩夢！

自然牙怕蛀牙，那不用擔心蛀牙的假牙，想必無所畏懼吧。但假牙絕對不是不做好清潔的免死金牌，一不小心，牙周病可能已經找上你！

說到清潔，最重要的肯定是正確刷牙。但是一般能刷到的牙齒面積只有百分之七十二，剩下的百分之二十八是刷不到的牙縫，必須用牙線或牙間刷清理。對植牙患者來講，植牙後牙齒間的縫隙會稍微大一點，牙線有時候太細，相對之下，牙間刷的清潔效率還比較高。因此，植牙之後的牙縫清潔，牙間刷是首要選擇，其次則是牙線。另外，「沖牙機」雖然較少被提起，但也非常推薦。

因為你「植」得——保養植牙

植牙後的保養相當重要，如果沒有好好維持，手術成果可能將功虧一簣。後面將列出幾項需要注意的內容：

植牙後的保養一——改正飲食習慣

首先，擁有正確的飲食習慣，可以讓牙齒使用期限更久；針對「吃硬」、「吃快」這兩種不良習慣，一定要開始修正，不然不只是植牙會壞，連自然牙也很可能會斷裂。

植牙和一般牙齒相同，理論上正常食物都可以吃，但有些東西不能、也不應該去吃。舉例而言，以下四種東西基本上不屬於「正常食物」：

◆**骨頭**：台灣人很喜歡啃骨頭，但很容易傷害牙齒。

◆**冰塊**：有些人把咬冰塊當樂趣，其實這是在虐待牙齒。

◆**螃蟹殼**：螃蟹殼實在太硬，很多人會用牙齒撬開螃蟹殼，牙齒容易在不正確的力量下損壞。

◆**芭樂籽**：芭樂籽的硬度非常高，最好先將籽挖除後再吃，以免傷害牙齒。

以上四種不屬於食物，大部分都是為了口感而去咬，因此能避開就避開，不要讓牙齒承受太大的負擔。

吃得太快，可能是現今忙碌社會的一種通病，而且還病得相當嚴重，超多人囫圇吞棗，牙齒不斷、植牙不壞怎麼可能！但是這種是沒有病識感的，我都會請患者帶著便當來我的診所——吃飯，方便找出這個不良習慣。吃快的解決方法，無他，就只有自我要求，要求每一口細嚼慢嚥，每次咀嚼三十下，再吞下去。

植牙後的保養二——保護器

其實有很多植牙患者，在睡覺時，會磨牙或者是緊咬，往往會造成假牙破損或者是植牙脫落，在美國華盛頓大學研究顯示，現在的白天磨牙與緊咬的患者越來越多，大約是夜間的四倍。

為了避免辛辛苦苦植牙，居然使用不到一個月就植體脫落，我會建議我的病人睡覺時要裝上夜間保護器，不然咬壞你的牙，就得再辛苦地重新植牙，而且還要再付一次植牙錢，大大重傷荷包啊！

植牙後的保養三——定期檢查

牙齒不是自認有好好維護就沒問題，定期回到牙科診所檢查，才是正確觀念。檢查除了保養、清潔平常處理不到的地方，也會順便用 X 光確認有沒有發生問題，牙醫師常請植完牙的病人定期回院照 X 光片，觀察骨頭是否崩解。

骨頭若持續崩解一定有原因，清潔是最能控制的處理方式，如果清潔不當，必須趕快修正，骨頭可能因此停止萎縮，甚至有機會再長回來。崩解初期，牙齦會發炎，但不會痛，因為沒感覺，兩、三年才回診一次，骨頭可能已經受到不少破壞，此時要讓它長回來就相當困難。

定期檢查的重要性，在於可以早期發覺問題，但太多患者認為植完牙後就沒事了，不用再回診保養，是很可怕的錯誤觀念。

關於「植體周圍炎」，本質上和牙周病（牙周炎）相同，因為發炎位置特定在植體旁邊，所以稱為植體周圍炎。植體周圍炎大多由清潔不當引起，加上不願意定期檢查，若來不及處理便難以挽救。

過去為了補救會再做一些手術，但成功率只有百分之二十到三十，這種情況沒有辦法預期患者的病情可以被救回；最近關於雷射的研究，有一些證據證明它能達到比較好的結果，不過還需要時間仔細去驗證。

植牙就像為牙齒裝上義肢，讓許多人重拾飲食的樂趣，享受咀嚼的快感；然而植牙並非「金剛不壞之身」，透過正確的飲食習慣、清潔方式、定期檢查，才能真正與植入的牙齒長久相伴。

植牙後的保養四——清潔習慣

每日用牙刷刷牙兩次以上，是最基本的清潔方式。然而刷牙常常只清潔到牙齒表面，再認真也大概只能刷到百分之七十二的區域，沒辦法處理剩下的百分之二十八，也就是牙縫部位。

蛀牙和牙周病的最常見起因，就是牙縫清潔不完全，為了讓牙齒乾淨，不能只有刷牙，還要配合牙線跟牙間刷，才能遠離可怕的「植牙殺手」——牙周病。

牙肉最上緣只有貼住牙齒，並非完全黏死，中間有約一到三公釐的縫隙，稱為牙周囊袋。植牙與自然牙不同，囊袋深度約五到六公釐，甚至更多，如果汙垢跑入，不可能用牙刷、牙線、牙間刷清乾淨，很多人誤以為漱口水可以解決，其實漱口水無法沖進囊袋，要有效處理髒汙，只能用沖牙機清理。

沖牙機利用水柱沖洗囊袋，可以到達較深的縫隙清除髒汙，但並不是有了沖牙機就能百分之百清除乾淨，一有髒汙塞入，就應該趁還沒太深時趕快沖洗；如果連續兩、三餐都忘了，髒汙可能難以沖出，此時就必須回到牙科診所請醫師處理，沒辦法自己解決。

有「齒」一說

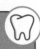

遠離牙周病，有請刷牙清潔隊

「我有刷牙，也沒有亂吃，怎麼會得到牙周病？」周伯伯一臉疑惑，自認為牙齒保健專家的他，竟得到可怕的牙周病。

牙周病和蛀牙是口內疾病兩大天王，同樣都因為清潔不夠乾淨，為什麼有的叫蛀牙，有的叫牙周病？事實上雖然來源相同，但細菌量發展不同，就會產生不同結果。如果滋生蛀牙細菌，牙齒產生脫鈣與凹洞，這就是蛀牙；如果細菌繁衍，牙肉發炎、流血，並且骨頭崩解，便是牙周病。

為了避免疾病上門，瞭解如何「清乾淨」很重要。基本上民眾都明白刷牙的重要，百分之二十八被忽略的細菌，往往窩藏於牙縫中沒被清除，因此造成牙縫蛀牙、牙縫骨頭崩解。年輕人因為牙縫較小，醫師會建議選用牙線；遺憾的是，全世界都有牙線教學，但統計後居然只有十分之一人使用，狀況並不理想，不會用、不好用是最大的問題，所以之後衍生了「牙間刷」。

你以為用了牙間刷，就一定不會有問題嗎？有些患者並不是牙齒表面跟牙縫的問題，而是牙齦溝容易卡東西。牙刷只能刷進牙齦溝約一公釐左右，無法伸到較深的牙齦溝，因此不容易清潔。此時就需要「沖牙機」幫忙，沖牙機可以清潔到較深的地方，達到更完整的維護效果。

至於洗牙是利用金屬經由噴水和一些震盪的簧片，讓它的金屬前端產生震盪，造成空爆現象（cavitation），藉此把牙結石震碎。沖牙機只能把髒東西沖出來，以及把一些細菌分泌的毒素沖掉，最好每半年到診所清潔一次牙結石，才能真正做好牙齒保養。

標準配置——牙刷

刷牙時，如果刷太大力，加上牙刷的刷毛堅硬，牙齒將受到強烈磨損。關於牙刷，哪種刷毛才是最好的呢？

市場上主要分成四種：硬、中等、軟、超軟，軟毛牙刷相當適合植牙患者使用，如果擔心刷牙力道真的太大，也可以使用超軟毛牙刷，一旦力道太大，超軟毛牙刷就會壞掉，可以藉此提醒施力過當（牙周病患者也建議使用超軟毛牙刷來刷牙）。

牙刷一般三個月換一次，但各個國家略有不同。以幾乎全面推展使用超軟毛牙刷的日本為例，由於超軟毛使用時間較短，因此約兩週到一個月就更換一次。牙刷基本上用了三個月，即使沒彎曲、變化，刷毛上面也可能因細菌殘留導致清潔效果降低，因此適時換新是非常重要的一件事。

熟悉規則——刷牙的正確方法

「沈醫師您好，能不能教我兒子刷牙的方法嗎？」住在附近的簡太太帶著小兒子跑來問我。

其實不只孩子，許多成年人至今仍不清楚正確的刷牙方式。牙醫師公會全國聯合會表示，每次刷牙三分鐘就可以達到良好的清潔效果，但如何刷才是重點！

推薦大家使用「貝氏刷牙法」，貝氏刷牙法著重於刷牙齒跟牙齦溝的交界，目的是清出牙齦溝裡的食物殘渣。這種方法常用來治療牙周病，也可以讓牙齒表面保持乾淨，減少蛀牙，對牙周病患者偏多的台灣而言相當合適。（表4-3）

貝氏刷牙法是以斜向四十五到六十度，深入牙齦溝刷洗牙齒表面，並持續三分鐘。很多人刷牙只花一分鐘，以為每個地方都已經清理乾淨，但往往遺漏不少細節。（圖4-12）

另一個常見的是沒有照順序刷牙，所以會忘記哪裡沒刷過，刷了外側卻忘記內側，所以全聯會提出以下順序（圖4-13）；運用此封閉式循環比較容易記憶，從上排繞一圈回來後，再以同樣模式刷下排，依此規則，一分鐘內絕對不可能刷完牙。

	貝氏刷牙法（Bass Method）
刷牙 放置方式	刷毛與齒面成四十五至六十度，涵蓋一點點牙齦。
刷牙動作	兩顆、兩顆來回刷洗。
優缺點	優點：可清除牙齦溝，兼具牙齦按摩效果。 缺點：需要搭配軟毛牙刷，同時要具備相當純熟的手部技巧，較花費時間。

表 4-3

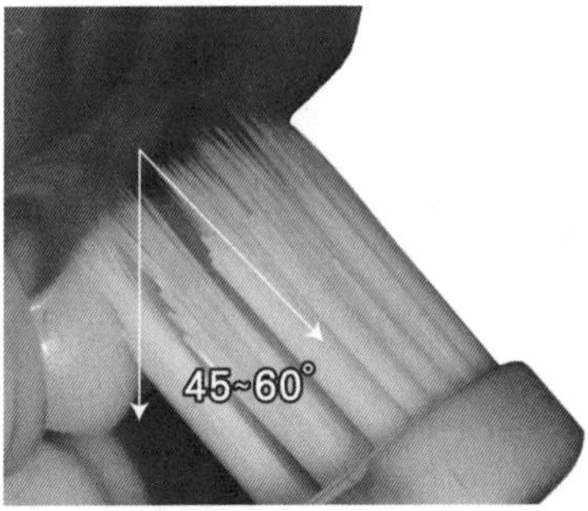

圖 4-12 貝氏刷牙法刷牙角度示意圖

這是由牙醫師公會全國聯合會提出的建議，刷牙有一定的順序（圖4-13），才不容易遺漏任何該刷的部分：

1、由右上外側，刷到左上外側。
2、刷左上咬合面。
3、由左上內側，刷到右上內側。
4、刷右上咬合面。
5、由右下外側，刷到左下外側。
6、刷左下咬合面。
7、由左下內側，刷到右下內側。
8、刷右下咬合面。

「我大概一分鐘就刷完所有地方了。」我問過很多患者，這是最常聽到的答案。隨便刷當然可以很快，事實上，刷牙時每一個區塊皆需「橫向震動十次以上」，才能將沾黏食物清除乾淨。

正常而言，一個區塊刷十次，並不會使牙齒出現刷

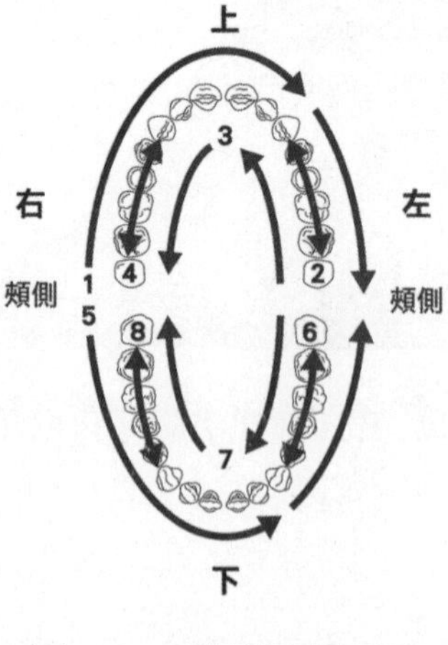

圖 4-13 刷牙順序圖示

痕、刷凹，或是刷傷牙肉，但若是刷牙很大力，牙齒可能會因此凹陷，牙肉也因為受到不當的力量而萎縮。如果你想知道自己的刷牙力道適不適當，有個簡單的方法可以得知，刷牙時問問旁邊的人：「你聽得到我刷牙的聲音嗎？」若聽得到刷牙聲，就代表太大力了！

「因為擔心沒刷乾淨，所以才用力刷啊！」李伯伯刷牙總是很大力，就算經旁人提醒還是不願改善。其實就算力道小，依然可以讓牙齒非常乾淨。

舉例而言，製作餐桌時，通常會塗上一層蠟，目的是封閉木頭表面的毛孔，所以就算翻倒醬油也不會滲進去。一般在清潔醬油時，會有兩種方法，第一種是拿抹布大力擦拭，這種方法不但可以快速擦掉醬油，也可以清除油膩，只需擦拭幾次，就可以將桌面清理乾淨；第二種做法是輕輕擦過，每個動作都很輕柔，雖然次數較多，但最後桌面一樣乾淨清爽，跟大力擦拭的結果幾乎一樣。

但是仔細一看，桌面卻大有差別：大力擦拭後，餐桌表面的蠟被刮掉一層，出現了反光不太均勻的現象；小力擦過的桌面，蠟就會依然保持原狀。牙齒也是同理，太大力刷牙會影響到牙齒表面，造成牙釉質磨損。

「膏」人一等——牙膏的選擇

牙膏最主要的功用是加強研磨，亦即加強清潔，因此只要清潔得當，什麼牙膏都可以使用。

不過為了消解某些症狀，有些牙膏會添加額外成分：對付牙齦流血時，常常添加沒藥作為安定、舒緩牙肉的材料；若是對付抗敏感，早期使用硝酸鉀，現在則是第三代的抗敏感成分Pro-Argin或NovaMin。針對牙膏的選用，基本上沒有太大限制，各種成分都可以添加，不管是為了治療牙周病或單純希望口氣清新，依照需求選擇即可（表4-4）。特別要注意的是，如果牙膏顆粒太粗，可能會使牙齒表面產生刮痕，所以一定要選用比較細的成分。

早期有些洗面乳會添入磨砂成分，現在也建議不要使用，以免角質脫落太多，反而造成皮膚受傷；牙齒同理，有人認為顆粒大，刷起來好像特別乾淨，磨掉一層後確實感覺到清爽，但長期下來便會傷害牙齒。所以選擇時，最好挑顆粒大小摸起來像洗面乳一樣細緻的牙膏。

尋找牙刷幫手

牙刷雖然方便，但有時候還是很難清出卡在牙縫深處的食物殘渣。此時，便是牙刷幫手上場的時刻！

細心助手——牙間刷

一般牙縫，我們都會首推牙線，但是基於工欲善其事，必先利其器，小縫用牙線，大縫用牙間刷的概念，植牙的牙縫常常比較大（圖4-14），牙間刷就成為很好的潔牙工具。

牙間刷主要用於清潔較大的牙齒鄰接面，口內有矯正器、牙橋，若有牙齒排列不整、牙齦退縮及牙根分叉暴露的問題，都可用牙間刷進行清潔。

成分	說明
氟化物	可以預防齲齒，有氟化納、單氟碳酸鈉等，建議使用含氟量濃度大於 100 ppm 的牙膏。
水分	牙膏的基本成分，約佔百分之二十至四十。
研磨劑	牙膏的基本成分，約佔百分之二十至六十，可增加刷牙的去汙作用，有氫氧化鋁、碳酸鈣、磷酸氫鈣、矽酸鹽、沸石粉與氫氧磷灰石等。
濕潤劑	牙膏的基本成分，約佔百分之二十至四十，可避免牙膏乾燥粉末化，有甘油、山梨醇、木糖醇。
表面活性劑	含量約為百分之二，主要作為發泡，讓牙膏成分均勻散佈，提高潔淨能力。
防腐劑	含量約為百分之三，作用為防止膏體變質、硬化，有乙醇、苯甲酸鹽、二氯化酚。
香精色素	含量約為百分之一至二，可幫助消除口臭，並提高刷牙的樂趣，具有薄荷、水楊酸甲酯。
抑菌劑	具有抑菌或滅菌能力，有三氯沙、西吡氯胺（CPC）、氯己定（CHX）。
其他	因應各種目的而加入的成分。

表 4-4 牙膏主要成分表

牙間刷的使用方法如下：首先緩慢伸入牙齒間隙，貼住一側牙齒進行刷洗後，再貼住另一側牙齒刷洗，如果牙縫太小，切勿用力擠壓，避免牙齦受傷。第一次使用通常建議從最小尺寸（SSSS）試起，才能降低受傷的機率。（表4-5）

當遇到鋼絲折斷或刷毛開岔受損的情況，應該更換牙間刷，如果常常斷裂開岔，可能是使用方法錯誤，應立即諮詢牙醫師，才不會傷到牙齒與牙齦。至於牙籤或牙籤刷則儘量不要使用，因為容易造成感染及傷害牙齦。

有力助手——沖牙機

沖牙機主要有兩種功能：第一是沖走齒縫裡的食物，第二是使細菌毒素下降。食物殘渣留在口腔容易產生細菌，細菌看不到，也難以有效清除，分泌毒素後可能造成牙齦刺激及發炎；此時沖牙機扮演了重要角色，用水柱清洗過後，毒素變得稀薄，能有效降低牙齦受到攻擊的機率。

有些牙周病患者會利用沖牙機使細菌毒素下降，因此不會發炎，避免牙肉腫痛。

「這麼好用，那都用沖牙機清牙齒就好了！」聽完沖牙機的說明後，陳小姐顯得興致勃勃，但她的理解並不正確。沖牙機以清潔縫隙為主（圖4-16），如果只用沖牙機，最多只清理了百分之二十八的範圍，另外的百分之七十二則不予理會，反而本末倒置。所以牙刷、牙線、牙間刷的重要性仍不能忽視，沖牙機則是最後的輔助。

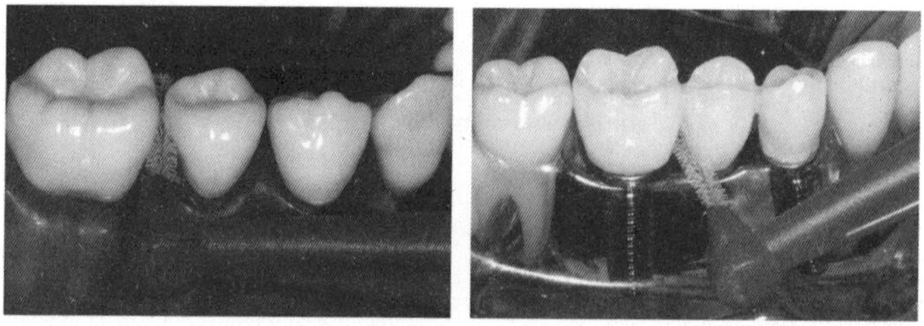

圖 4-14 牙間刷的使用位置：牙橋底部或較大的牙縫

	尺寸規格	可通過的空間
細↕粗	SSSS	～ 0.6mm
	SSS（1）	～ 0.8mm
	SS（2）	0.8 ～ 1.0mm
	S（3）	1.0 ～ 1.2mm
	M（4）	1.2 ～ 1.5mm
	L（5）	1.5mm ～

表 4-5 牙間刷的粗細規格

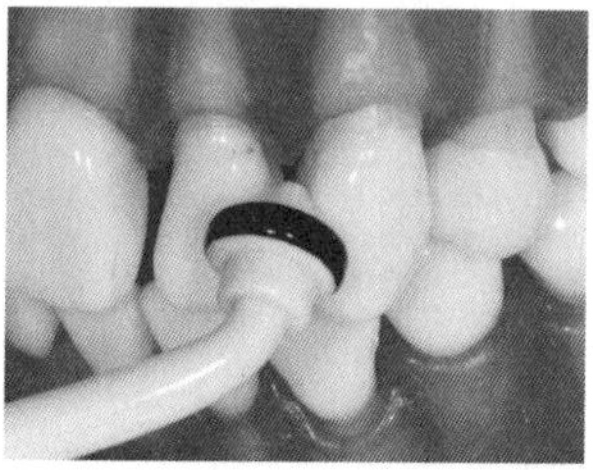

圖 4-16
沖牙機的使用位置：牙縫及囊袋

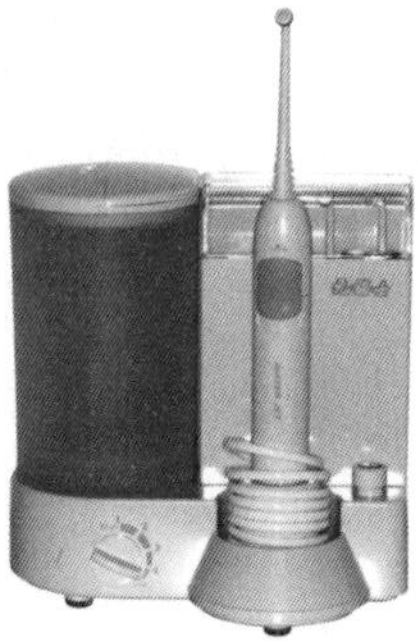

圖 4-15
沖牙機

從「齒」招來——瑞文醫師診間放大鏡

不會使用沖牙機的小潘

五年前，我幫小潘植了一顆門牙，之後卻有長達一年多的時間，他時常和我抱怨植得不甚舒服。奇怪的是，不管怎麼檢查都沒發現問題，明明已經教會他所有的刷牙方式，也教了沖牙方法，他還是老覺得疼痛不已。

我仔細聽完他的困擾，也安撫了他的情緒後，建議他嘗試詢問其他醫師的意見，說不定有機會發現我忽略掉的原因。之後，他便將留在診所的病歷及照片都取走，轉而尋找其他醫師協助。

這些年來無消無息，直到最近小潘回到診所，才知道他的狀況還是沒有改善。這段期間，他找過很多醫師，有的建議做小手術，有的說沒問題，至今依然無法解決不適。後來，重新照X光片及斷層掃描後，意外發現他的骨頭居然萎縮、往下掉，於是我問他：「這段時間如何處理這顆牙？」他說：「有位醫師說我的骨頭萎縮，所以要動微創手術來補骨。」

聽完之後，我相當訝異，運用微創手術補骨，實際上不太可能成功，運用在小潘身上的結果，也確實是失敗了。後來，小潘回去複診，因為那名醫師表示已經沒有其他治療的方法，於是他只能再去尋找其他診所。我問他：「那些醫師認為是植牙的問題嗎？」他回答：「他們都認為植得很好，找不到哪裡出問題。」

後來我們談了很久，最後我問他：「你還有沒有在用沖牙機？」他搖頭，五年前買了沖牙機後只用了一陣子，已經很久沒使用。我問他沖洗的方法，竟發現他根本不清楚沖牙機如何使用，而且總是將沖牙機的力度開到最大，所以每沖必痛。

我告訴他：「雖然骨頭有一點萎縮，之前還有化膿的現象，你現在重新使用沖牙機，把力度調到最弱，依照正確的方法試試，說不定能夠改善！」

經過一個禮拜，小潘複診時，不但症狀都解決了，牙肉也不再化膿！小潘開心地問我：「醫師，你是從哪裡得知問題的來源？」我告訴他：「五年前，當你因為質疑植牙的技術，心情還不夠穩定，所以不願意好好和我溝通細節；直到後來瞭解不是植牙的問題後，願意好好溝通，才能成功找出問題的癥結點。」

由於清潔不當，食物卡在牙縫裡，時間久了，骨頭就會受到破壞，因此小潘的骨頭有些許的萎縮及崩落。不過，從現在開始正確清潔，不需要再做其他手術就能緩解症狀，甚至只要好好清潔，這輩子都不會有大問題了。

植牙的細節眾多，尤其清潔非常重要，所以醫師一般都會推薦病患學會沖牙機的使用方法，才能讓牙齒用得更長久。

「牙」力檢測——植牙假牙的定期檢查

一般自然牙齒若是出現問題，由於很多症狀至少需要半年才會發展成一定規模，太早檢查常常難以發覺，所以一般建議牙齒每半年進行一次定期檢查。

雖說如此，定期檢查並不是為了治病，如果半年間都隨意清潔，後果將非常可怕。

若是植牙患者要定期檢查，大部分醫師會建議三個月一次，但我個人希望病患能在第一個月先回診，觀察進食和清潔的狀況；若沒問題，再兩個月後再檢查一次患者是否徹底遵守清潔規則；若有好好遵守，接下來兩年內便持續三個月檢查一次即可。

植牙裝牙後的定期回診建議，除了第一次間隔一個月，第二次間隔兩個月，其後會是每三個月回診一次，直到滿兩年。（表4-6）

為什麼兩年內要如此密集觀察？因為骨頭成熟的時間為兩到四年，需要利用X光追蹤骨頭狀態，並觀察表面是否有形成緻密骨，以增高植牙對外在傷害的抵抗力，所以密集觀察是相當重要的一件事。

無論是自然牙或假牙，有沒有正確清潔都至關重要，為了不讓自己滿口爛牙，每次花三分鐘仔細清洗，並輔以牙線、牙間刷、沖牙機等工具，加上定期檢查，人人都可以擁有一副健康的牙齒！

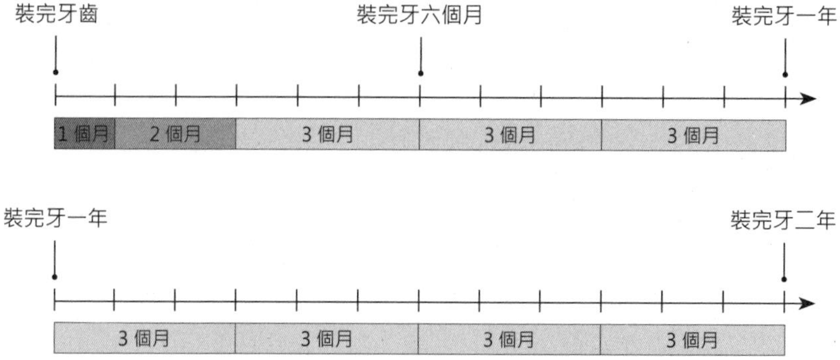

表 4-6 植牙裝牙後的定期回診建議

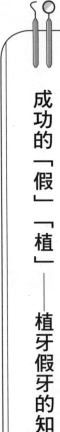

03 成功的「假」「植」——植牙假牙的知識

植牙後，假牙應該呈現什麼狀態才算手術成功呢？
有沒有能用一輩子的植牙假牙？
關於植牙假牙，還有很多知識等著你逐一探索！

有這樣一句話：「植牙只要能發揮咀嚼功用，那就是一百分！」即使種了五個牙根但失敗一個，只要病患能正常使用假牙咀嚼食物，那便可以打上一百分（成功）。

醫師這麼想，但病患可不這麼認為！病患在意的是植牙後，可以使用多久。其實，如果前置的治療完善，該補的骨頭補了，定期追蹤跟清潔也有做好，這樣的植牙就算用一輩子也都沒問題！

幸福的困擾——植牙最大的缺點是發胖？

雖然植牙成功率為百分之九十五到九十八，但即使所有作法都非常標準，也有少數案例會在幾年後發生狀況。

因此在植牙前，醫師會先告知病人可能發生的狀況，後續便是標準的治療流程和好好清潔，雖然無法避免出問題的可能性，但可以想辦法讓風險降低。如果真的不幸發生狀況，不用太擔心，因為植牙屬於可重複的治療，只要趕快回診維修就行。

植牙本身可能可以用一輩子，但上面的假牙卻不見得。隨著時間流逝，假牙持續使用一定會受到磨損，所以需要檢查，並且定期更換。

很多人缺牙後會強忍著不便，等到缺了一堆牙，因為不容易咀嚼，導致食慾變差，體重直直落，不但臉部凹陷、體力變弱，甚至生病後恢復狀況變差，才終於下定決心植牙。

不管原先缺幾顆牙，植牙患者們在治療前肯定至少有一處不能咬，嚴重的甚至全口都不能咬，遇到食物只能用吞的，因此攝取營養必定產生偏差。植牙成功後，長期無法正常咀嚼食物的患者，終於能夠享受飲食的快樂，因此常常不自覺吃下更多食物，稍微發胖兩、三公斤是跑不掉的事！若原先是全口無牙的患者，恢復後甚至會胖十公斤以上……，這種「幸福肥」，大概就是植牙的小缺點吧！

由於醫療持續進步，植牙的小缺點其實不難處理，例如植牙的假牙需要定期更換及保持清潔，但清潔口腔和定期檢查本來就是必要的事，因此植牙的缺點真的不多，所以大家才會開玩笑表示「幸福肥」才是最大的缺點。

植牙創舉？——微創植牙

市場上許多植牙手術會標榜「微創」，只要開一個小洞就可以植好牙，讓人好奇是不是一種新的治療模式。事實上，微創植牙從早期就有了，並非新技術。

最近不少媒體強力宣傳微創植牙，告訴大家各種好處，甚至免開刀就能植牙。其實這種說法不夠正確，因為把植牙放到骨頭本身就是一種開刀手法，宣傳免開刀主要是為了降低大家對開刀的恐懼感。

「免開刀植牙」在醫療界是不存在的名詞，然而聽在病患耳裡，卻相當安心。秉持醫療的觀念，為了不讓病人搞錯，一般而言，我不會向病患提出免開刀植牙的說法。

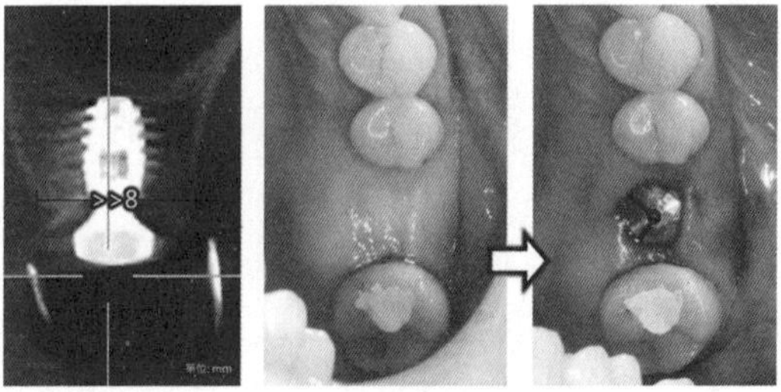

最常見的方式

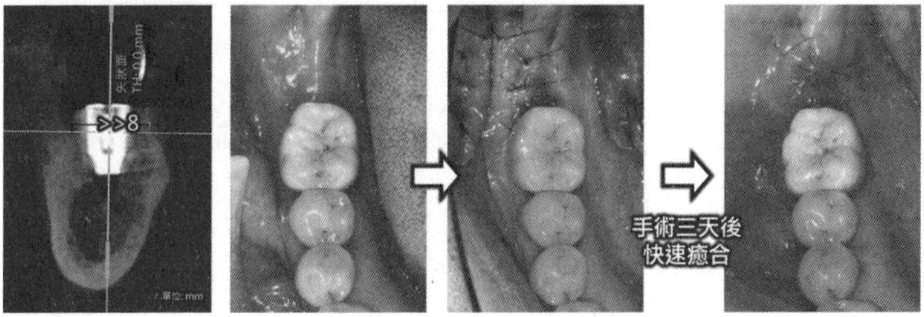

我所做的微創方式

圖 4-17 微創植牙

雖說沒有「免開刀植牙」，但卻有「微創植牙」。微創屬於小型的開刀手術，技術不難，首先將與植體差不多大小的牙肉取下，取下後，在骨頭鑽洞，並放入植體，最後鎖上癒合帽，結束後的傷口只有一個小圓圈，全被癒合帽蓋住，患者幾乎不會感到疼痛，因此很受歡迎。（圖4-17）

「既然微創植牙簡單又方便，那麼所有患者不都做微創手術就好？」其實，植牙前需要考量的因素很多，能接受微創的人必須擁有很好的條件，而這類人往往不到一成。

若是條件不好，但還是做了微創植牙，後續可能產生牙肉、骨頭萎縮等問題，導致植體植入失敗，前面曾提過不會使用沖牙機的小潘，便是如此。如果只注意微創的好處，卻忽略可能帶來的壞處，將導致極大的風險，所以微創植牙在醫療界也被稱為「Blind Surgery」，假裝沒看見內部風險，還是堅持進行，是多麼不智的選擇啊！

「該如何才能降低風險？」首先要做完整的術前評估，確認植牙區的骨頭狀況良好，確認沒有問題後，便要準確定位，並進行斷層掃描，再利用電腦製作手術定位導板輔助手術，有了這些前置作業後，手術可能順利很多。

但實際上，能符合執行微創手術條件的人很少，然而宣傳者往往特別強調它的優勢，甚至還主打：「因為上班，所以沒時間？沒關係，微創手術只要十到十五分鐘！」其實患者如果條件很好，甚至五分鐘就可以做完手術，所以「午休時間植牙」並非不可能，不過這種屬於特殊案例，並不常見。

「微」所欲為——不翻瓣手術

「不翻瓣手術」也屬於一種微創手術，利用刀片切下一小塊肉，或用圓形鋸鋸出牙肉，或者直接雷射，這種傷口通常都很小，不僅出血量低，也比較不容易感染，腫脹也不明顯，結果令人滿意。

雖然不翻瓣手術優點很多，但有幾種情況不適合使用：

◆牙肉有狀況：如果是牙肉不足，除非合併補肉手術，否則不適合。

◆骨頭寬度、深度不夠：若寬度不夠，可能有植體外露的風險；若深度不夠，手術可能直接穿破骨頭，相當危險。

◆骨頭形狀不合：若是植牙植入的角度跟骨頭形狀不相合，此時可能不小心把植體植在骨頭外。

根據以上所述，除非條件很好，有辦法精準執行，才可以使用不翻瓣手術。

為所不「微」——翻瓣手術

翻瓣手術可以避免上述所說的缺點。翻瓣手術是將整個牙肉翻開，讓醫師清楚看到骨頭狀況後，決定是否補骨或補肉，還要將植牙精準定位，讓骨頭和肉依預期生長。翻瓣手術一般術後都會產生疼痛、腫脹感，雖然疼痛感因人而異，但其實大部分患者都可以承受，也可以用其他手法降低痛感。

實際上，微創植牙屬於不翻瓣手術的一種，一般還是建議民眾使用翻瓣手術，方便醫師正確瞭解口腔與骨頭，甚至神經的狀況，才能降低治療風險，並達到成功植牙的結果。

好的開始——雷射植牙

雷射植牙也是新創的名詞，其實就是使用雷射切割牙肉。相對於牙肉，雷射切割骨頭的效率很差，因此還是使用鑽頭對付骨頭，雷射只負責第一刀。

雷射植牙到底好不好？首先，使用雷射不會有出血情況，因為雷射能以瞬間高溫氣化組織進行切割，傷口癒合的狀況非常漂亮；第二，雷射有滅菌效果，因此不太容易有傷口感染；第三，疼痛感低，甚至無痛。

雷射植牙看起來好處極多，針對流血量、感染、疼痛效果都不錯，可是它畢竟只是第一刀，接下來要是沒有處理好，還是會出血或疼痛，所以那一刀到底需不需要？見仁見智。

雷射有不少好處，但有個顯著的缺點：速度。相對於刀片一切就可以切到底，雷射從第一層打到最後一層可能需要十分鐘，若非如此，想必大部分醫師都相當樂意使用雷射幫病人切開第一刀。

有些醫師喜歡雷射帶來的不出血效果和傷口的癒合狀況，但有些醫師認為時間才是最重要的考量；不同於醫生的審慎考量，有些患者認為雷射是高科技，於是一得知雷射植牙就決定使用，這點看在醫護人員眼中，是相當不可思議的事。

另一個功能是降低術後的不適感，低能量照射組織可以加速癒合和活化組織細胞，使術後傷口加速癒合，疼痛和腫脹的狀況也會下降，是一種不錯的術後照顧手法。有些醫師喜歡把雷射跟植牙貫在一起，事實上，雷射只使用於第一刀和最後的傷口癒後照顧，所以和植牙沒有直接關係，應避免誤導患者。

去除苦痛——無痛植牙

「無痛植牙，是指植牙的過程不會疼痛嗎？」其實植牙的過程都有打麻藥，本來就是無痛，實際上無痛植牙是指「術後無痛」，前面提過的微創和雷射都涵蓋在內，術後的疼痛感很低，但不一定能完全無痛。很多患者術後表示沒有疼痛感，但也有人感到些微疼痛，所以基本上我不會告訴病人現在要做「無痛植牙」，只能盡力將疼痛降到最低，依個人感受不同，可能會有些微疼痛感，百分之百的無痛比較難。

對很多患者來講，最擔心的其實是過程會不會很不舒服。現在醫療上已將舒眠麻醉應用在植牙裡，可以有效減輕過程的不適感，不需要過度擔心。

鎮靜身心——舒眠麻醉

「牙齒都已經蛀成這樣了，為什麼還不去看牙科？」牙醫師公會全國聯合會統計過，有三成的患者非常害怕看牙科；更有趣的是，根據我自己的經驗，來就診的患者百分七十以上都是女生，男生只有百分之三十。不是因為女生比較容易蛀牙，而是男生中怕痛的人其實比想像中還多，加上怕丟臉，因此就醫的比例就偏低！

「萬一痛得大叫，被女朋友看到很丟臉啊！」長得人高馬大的阿文，一開始不願意來診所治療，直到痛得受不了，才被女朋友強行帶來就診。為了解決怕痛又怕丟臉的困擾，全身麻醉是一種可行的方式，但麻藥退完後，可能會頭暈目眩，甚至嘔吐。

舒眠麻醉真正的名稱為「鎮靜麻醉」，這種方法能讓醫師在病患進入淺眠狀態時做手術，此時病患可以接收並執行醫師的指令，不但能回答問題，也可以反應情緒。舒眠狀態和想睡覺的感覺相當類似，也有人覺得像酒後微醺，此時情緒比較放鬆，壓力也比較小，對於害怕看牙的病患幫助很大。

舒眠麻醉使用了名為Propofol的藥物，是一種靜脈注射的短效型鎮靜劑，透過電腦定時定量給予藥物，讓病患處於半夢半醒的淺眠狀態，當有疼痛反應時，就會把量加大一點點，讓病患進入更深層的睡眠，藉此降低對疼痛的反應。

雖然是利用電腦調控，但現場一定要有麻醉醫師掌控狀況，若麻醉科的護理師也在現場更好，兩人一起掌控，就可以在適當時候給予適當劑量。

「已經使用舒眠麻醉了，牙齒還要打麻藥嗎？」當你睡覺時，如果有人突然拿針戳你，當然還是會痛醒吧！所以打麻藥還是必須的，但藥量可以減低，因此如果不希望麻藥打太重，舒眠麻醉將是好選擇。

◆適合舒眠麻醉

哪種患者適合使用舒眠麻醉呢？可以列出以下幾類：

・**過度緊張：**過度緊張可能會讓治療變得困難，甚至增高危險性，使用舒眠麻醉有助於病患緩解情緒。

・**害怕打麻藥：**有些人相當害怕注射麻藥，過去我曾遇過躲麻藥躲三十分鐘的病患，舒眠麻醉能減緩他們的畏懼。

・**怕鑽牙聲：**害怕鑽牙聲的病患，使用舒眠麻醉後，恐懼感會降低許多。

・**張口易有嘔吐反應：**此類患者較為特殊，緊張時會湧上強烈的嘔吐衝動，一張口就想吐。對於情緒容易緊張的患者，舒眠麻醉則相當適合。

・**血壓飆高或心律不整：**有些人會因為緊張，造成血壓飆高或心律不整，面對血壓偏高的患者時，可以利用舒眠麻醉讓他們放鬆，藉此穩定血壓，降低風險。

・**抗拒看牙或不肯配合：**有些患者相當抗拒看牙，例如兒童；有些患者無法控制自我行為，例如殘障兒童或精神障礙患者等，這兩類人都需要先穩定情緒才能看牙，舒眠可以達到很好的效果。以往年紀太小的小孩，對醫生的指令不僅聽不懂也不願意配合，這幾年兒童牙科引進了舒眠麻醉，這些問題都順利迎刃而解。（圖4-18、4-19）

・**大型植牙：**如果要進行大型植牙手術，通常也會建議病人使用舒眠麻醉。

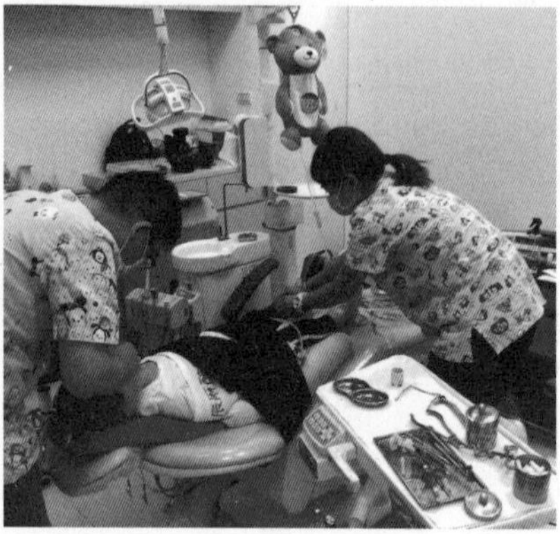

圖 4-18
訢辰麻醉鎮靜團隊，幫看牙有恐懼的小朋友實施鎮靜，由一位麻醉醫師跟一位麻醉護理師共同管理麻醉流程。

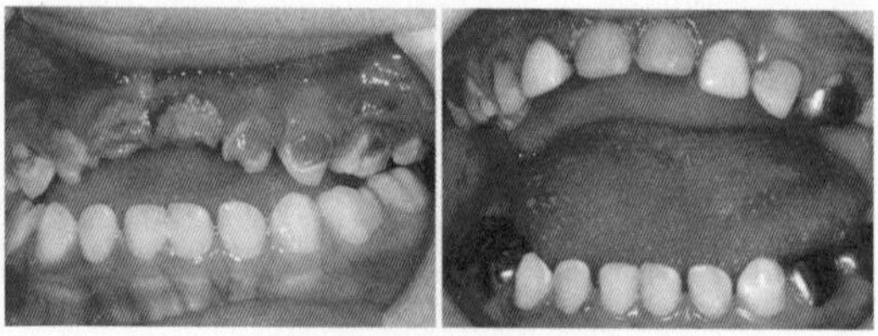

圖 4-19
這是一個四歲小朋友，因恐懼看牙，造成蛀牙高達十四顆，需要補牙、根管治療，以及裝牙套保護，如果以正規看牙就診次數，恐怕不下十次，藉由舒眠，一次搞定！

◆不適合舒眠麻醉

舒眠麻醉聽起來有許多優點，但哪些人不適合使用呢？

‧**重病患者：**舒眠麻醉看似安全，但還是有一定風險，因此不建議重病患者使用。

‧**肝腎功能異常：**若肝腎功能不好，代謝藥物會有困難，所以肝腎功能不好的病人也不適合使用舒眠麻醉。

‧**肺功能異常：**由於舒眠麻醉可能會造成自主呼吸困難，因此重度氣喘、慢性肺阻塞（COPD），或是肺炎、肺積水等患者，都不適合做鎮靜麻醉；另外，若剛好感冒，在鼻涕多、痰多的狀況下進行舒眠麻醉，也容易阻塞呼吸。

‧**對雞蛋過敏：**如果有些人對雞蛋過敏，對 Propofol 也會有過敏反應，若因此出現呼吸抑制的情形，可能發生危險。

因為舒眠麻醉為短效型麻醉，所以大部分患者約五至十分鐘就會甦醒，醒來後半夢半醒，小朋友像個喝醉酒的小老頭，就算是大人，也會覺得醺醺然。因此，手術結束後，建議不要自己回家，在注意力不集中的狀態下，容易沒注意到周邊而造成危險，若有家人陪同，走路或坐車回家都更令人安心。

小兵立大功——All On 4

「All on 4」是指用四支植體撐起一座假牙，通常用於全口無牙或少牙的人。

若要進行全口植牙，上牙弓及下牙弓各需安置六到十支植體，加起來共十二到二十支，費用相當高，對一般人而言經濟壓力較重；當初會設計 All on 4 就是希望能用四支植體把假牙撐起來，藉此大幅降低費用。

醫學界早已有使用少量植體撐住整座假牙的概念，回顧了很多文獻後，察覺四支植體的穩定度佳，但並未給予這種技術一個專有名稱。直到一九九三年，葡萄牙的馬瀧醫師（Dr. Malo）才正式提出「All on 4」這個專有名詞。

當時的葡萄牙並不富裕，All on 4 是為了造福比較窮的患者；但到了現代，由於 All on 4 的設計特殊，不太能使用一般的植體，支台體也需要特殊製作，因此整體價格偏貴，要裝設四支植體，若沒有一定的經濟水準，依然是沉重的負擔。另外，植體上的假牙製作費也非常昂貴，若是假牙壞掉，再換一座可能要花二十萬之多。

All on 4，上顎及下顎各四支植體，兩支為直的植體種植，另外兩支為斜的種植，再藉由特殊的支台體將角度轉正。（圖 4-20）

要使用 All on 4，不見得骨頭都必須很好，All on 4 會找比較有骨頭的地方植，植入時比較不用補骨粉，因此患者不太需要補骨就可以直接植牙。

植牙時，為了閃躲沒有骨頭的地方，需要避開某些角度，因此有些位置的假牙不太好做，若兩個植體的角度差異很大（最大到六十度），便要搭配特殊的支台體，因此價錢上相對昂貴。

All on 4 的作法類似固定式活動假牙，在支台體上鑄造一段鈦金屬「Ti bar」用來串連假牙，Ti bar 跟活動假牙結合在一起後，就變成一種固定式的活動假牙。由於 Ti bar 很貴，加上要為四支植體做出精準的 Ti bar，印模過程必須非常精準，如果精準度差，將 Ti bar 送回重製，還要支付第二次的費用，因此成本極高，可能得

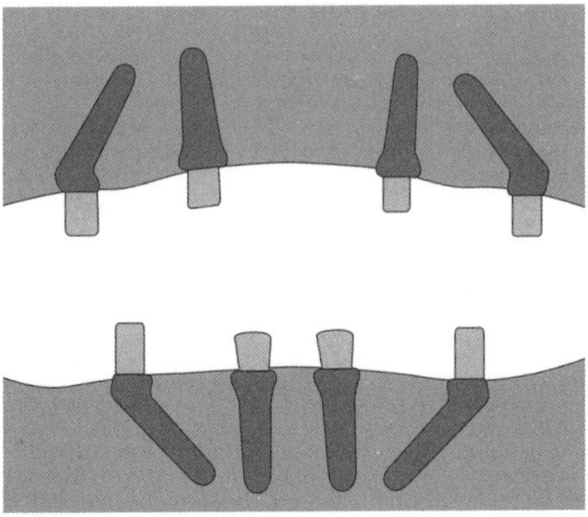

圖 4-20 All on 4 的 X 光片示意圖

向病人再收一次費用（所費不貲）。

目前有些醫師會在 Ti bar 上裝置固定假牙，由於使用的固定假牙為全瓷材質，所以費用很高。其實原本在 Ti bar 上使用活動假牙已經不便宜，如果再加上全瓷冠，整體的價位又拉高，換一座假牙可能需要三十萬，對病患來講負擔很大。

All on 4 的假牙是固定式的，不需要拔下來，清潔方式也很簡單，只要用牙間刷清理縫隙，其他部分還是用正常的牙刷清潔，因此 All on 4 仍然是缺牙者的福音，只是口袋要深一點。

火速上陣——一日植牙

一日植牙，是指植完牙當天就有假牙可以使用，通常是臨時假牙。

我們可以利用早上先做植牙手術，休息一陣子後，下午做臨時假牙，四個月後再換成永久假牙。由於植牙手術最快至少要一個早上，慢的話則要一整天，需要花大量時間在診所等待裝上假牙，聽起來很疲憊，但對於有些要出國的人，能帶著一口美麗的牙齒出去，心情會更愉悅，因此還是可以接受。

一日植牙不見得適合每個患者，如果咬合有問題，例如有些人喜歡吃很硬的東西，或是進食速度太快，容易用錯誤的位置咀嚼，導致牙齒磨損，甚至傷害植體，那麼一日植牙就不是個好選擇。

還有一種狀況是病患進食正常，但有磨牙或咬緊的習慣，磨牙或咬緊的力量非常大（約咀嚼咬合力的四倍），一日植牙容易因此壞掉。磨牙跟咬緊並非只發生在夜間，根據美國華盛頓大學的研究，白天磨牙的患者居然是夜間的四倍，因此不要小看磨牙，在不注意的狀況下，或許已經讓牙齒受到不少損傷。手術前，要先詢問患者是否有咬合或是磨牙等情形，如果有，就不建議植完牙後立刻接上假牙。

「咬合有問題的患者應該不多吧？不用太在意。」或許很多人這樣認為，但很多人牙齒壞掉，其實都是因為咬合問題。

因此植完牙後，醫師會告訴病患一些基本的衛教知識，日後追蹤時，也會不斷和患者確認咬合狀況與維護情形，如果遇到磨牙跟咬緊強烈的患者，通常會建議病患使用「夜間咬合板」來保護牙齒。

「夜間咬合板」一般使用軟性的矽膠類產品，磨牙時，因為矽膠的彈性，力量會受到分散，就算將矽膠磨出刮痕、凹槽，受到傷害的也不是假牙或植牙，能起到良好的保護效果；若是嚴重的磨耗患者，就要使用硬式的咬合板，藉此固定牙位，不讓牙齒亂動。

相比之下，軟性咬合板比較舒服，硬式咬合板則否，需使用硬式咬合板的患者數量不多，除非是很嚴重的磨牙患者，否則一般不會使用。植牙後，需要長期追蹤病患的咬合狀況，為了避免發生非預期的狀況，必須小心預防；如果是可預期的，譬如說咬合的位置有沒有調整正確？可以透過每一次的追蹤，檢視病患的咬合是否標準，以確保牙齒可以長久使用，這些都是需要特別重視的環節。

細心呵護——手術後的照護

植牙手術完成後，可不是再也不用理會牙齒了！需要仔細照顧傷口，才能快速恢復，享受正常的飲食生活。

關鍵四十八小時：先冰敷，再熱敷

手術後，由於傷口屬於急性發炎的一種，為了減輕疼痛，醫師會建議病患在術後的四十八小時內冰敷以減緩發炎，後續的腫脹則是慢性的，要用熱敷加快血液循環，所以兩天後如果還有瘀青腫脹，才轉用熱敷。除了從臉頰外部冰敷，也可以在嘴裡含一些冰水或冰塊，一樣可以達到降溫，以及抑制發炎的效果。

「每次冰敷臉頰都凍得很痛。」李小姐拔完牙隔天回診所和我抱怨，細問後才發現，原來她的冰敷觀念一直都錯誤。正確的方式為冰敷二十分鐘後，休息二十分鐘，不斷交替，若持續冰敷，可能會造成凍傷；四十八小時後，熱敷或溫敷也一樣，敷二十分鐘後，休息二十分鐘，才能避免燙傷。

不要吐或吸血水！

手術後，口腔中多多少少會留有血水，雖然不舒服，但最好不要吐出來或吸血水，因為血水形成血塊後可以保護傷口，讓傷口結塊，血才能止住。同理，手術當天也盡量減少講話的次數，才不會拉扯傷口導致再次出血。很多患者因為對傷口情形感到好奇，所以會用舌頭去舔，甚至用手拉開嘴巴看傷口，這些行為都可能讓傷口裂開，造成流血及疼痛。

NG行爲：大力擤鼻涕

比較特殊的是，前面章節曾提過有些人植牙會動鼻竇手術，在此情況下，建議病患不要大力擤鼻涕，至少忍耐一至兩週才不會產生傷害。

「麻」煩，請稍等——麻藥消退後，再開始飲食

最好等麻藥退完後才開始吃東西，吃的時候盡量避開傷口，舉例來說若是右側手術，應盡量用左側飲食；如果麻藥還沒退，但真的餓得受不了，可以先吃流質食物消解飢餓。手術後的飲食以不要太燙、太刺激為原則，至少維持兩週，若能控管一個月則更佳。

定時服藥，很重要

一定要定時服藥，很多患者覺得不痛就自行停藥，這是最要不得的事。

手術後一定會開立抗生素，需要持續服用，才能降低細菌活躍（active）；有些患者表示停藥後就會痛，建議依醫生指示定時吃完固定的藥量，才能減少不必要的疼痛。

隨時溫柔：不要洗太熱的澡、漱口輕柔

術後當天洗澡時，不要用太熱的水，因為太熱的水會造成血液循環加快，傷口可能又會裂開，出血量因此變大。

刷牙時盡量繞開傷口，傷口的前一顆牙最好也不要刷，若擔心傷口卡髒東西，可以用漱口水抑制細菌。含著漱口水一分鐘，輕輕地漱口，漱好後不要大力吐出，張口讓它從口角流掉就好，盡量保持動作輕柔。

那刷牙時能不能使用牙膏？牙膏用不用都可以，只要避免太刺激的成分就行。手術結束後，其實可以用清水簡單清洗即可，若手術的區塊持續疼痛，而且流血不止，最好儘快複診，有疑問就直接打電話回診所詢問，讓自己安心最重要。

手術禁菸區

對於抽菸患者，最好手術前三個月及後三個月都不要抽菸，但如果真的難以做到，至少手術前一週、手術後兩週都不要抽菸。為什麼不能抽菸？抽菸產生的焦油容易附著在傷口上，導致傷口難以癒合，甚至裂開；另外，尼古丁也是一大問題，尼古丁會降低血液循環，使傷口癒合速度減慢，甚至長不好，所以一定不要碰菸品。

喝「酒」傷身——酒和激烈運動

手術後，建議兩週內都不要碰含酒精成分的東西，當然一個月更好。

對於手術傷口而言，菸是第一殺手，酒則排在第二位。不要認為啤酒不是酒，啤酒一樣會造成傷口裂開，導致補好的骨粉掉光，需要全部重新來過。比較容易疏忽的是，在烹煮某些料理時會加入米酒調味，如果酒精成分沒有全部揮發，多少還是會影響傷口，所以應盡量避開。

要注意的是，市面上有些漱口水含有高濃度酒精，主打強烈殺菌感，但如此高的酒精濃度已經接近烈酒，可能導致傷口裂開。因此應該使用醫師給的漱口水，不要自行購買使用，以免弄巧成拙。

「聽說喝蜂膠可以加快傷口癒合，是真的嗎？」其實有些蜂膠裡面的溶劑是酒精，喝了後反而讓傷口裂開，所以要特別小心。

至於運動，建議不要選擇太激烈的類型，也不建議去游泳，因為游泳池的水太髒，可能讓傷口受到感染；最好也不要泡溫泉，溫度太高可能導致傷口爆裂。

飲食技巧——術後飲食的注意事項

明明都有依照醫師指示小心對待傷口，但是為什麼傷口還是會莫名裂開，或癒合得比想像慢？口腔傷口的照顧其實沒想像中容易，每天吃的食物都可能會造成影響，飲食清淡或重口味，將帶來巨大的差別。

大家都知道，在傷口上倒鹽巴會帶來疼痛，那麼為什麼還要吃太鹹的料理？這無異於在嘴裡倒鹽巴，醃漬品也一樣，太鹹就應該避開；平常習慣吃很辣的人，術後可能覺得飲食無味，但為了傷口，必須忍耐；太燙的食物也可能導致傷口裂開……，所以在選擇食物時，太鹹、太辣、太燙都不行。

避開了鹹、辣、燙後，「酸」也是一大殺手，常常被遺漏，太酸一樣會造成傷口裂開。酸性的食物中，水果就佔了很大的比例，例如柳橙、檸檬，一般人常忽略酸性食物可能造成的危害，若是在一般傷口上倒酸液，肯定痛不欲生，更何況是口腔？

所以手術後，檸檬、芒果、鳳梨、橘子、柳橙，甚至番茄、葡萄都成了黑名單。酸是最容易遺忘的部分，因此吃任何食物前，如果沒有細想就直接吃下，都可能造成風險。在夾起食物時，先想一下它到底可不可以吃，可以吃才吃下去，不能吃就放旁邊。

酸性的東西還包括醬料，吃水餃時，很多人習慣在醬油裡倒很多醋，味道確實很好，但傷口受到刺激，也許不會全裂開，但可能影響癒合；吃生菜沙拉時使用的凱薩醬也會添入檸檬酸，千島醬、五味醬也屬於偏酸的醬料，酸度不同，造成傷口裂開的程度也不同，但不管如何都要提高警覺。

為了能讓傷口長好，這些食物能夠避免就盡量避免，如果避開得當，傷口能長得非常漂亮，本來兩週才長得好，可能一週就完全看不到傷口了。因此在飲食前，要特別注意是否太鹹、太辣、太燙或是酸，三思而後行。

除了飲食之外，傷口的照護也有許多需要注意的細節，小心再小心，才能快速復原，儘早回到正常生活。

安心植牙小筆記

幸福肥，植牙最大的缺點！

植牙就像為牙齒裝上義肢，讓許多人重拾飲食的樂趣，享受咀嚼的快感，因此常常不自覺吃下更多食物，稍微發胖兩、三公斤是跑不掉的事！這種「幸福肥」，大概就是植牙的小缺點吧！

然而植牙並非「金剛不壞之身」，透過正確的飲食習慣、清潔方式、定期檢查，才能真正與植入的牙齒長久相伴。

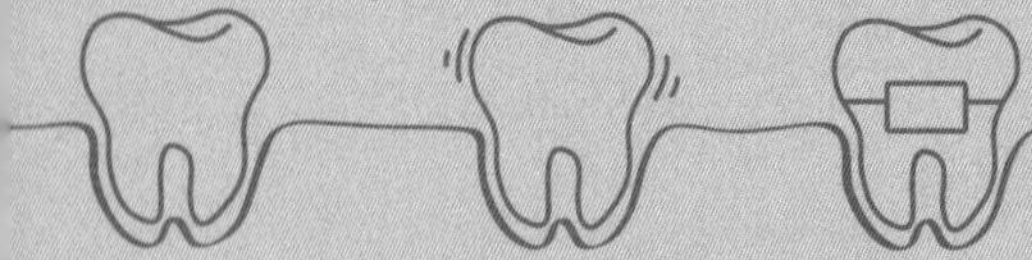

Part 5

「植」得好牙：植牙新趨勢——冷銲

一九七二年時，蒙大尼（Mondani）教授發明了冷銲，只需四毫秒，就能順利將支台體銲接在一起。

後來，冷銲技術引進台灣，以前可能要兩、三年才能全部做完的手術，如今居然只要一天就可以完成，既快速又方便，對患者來說可是一大福音。

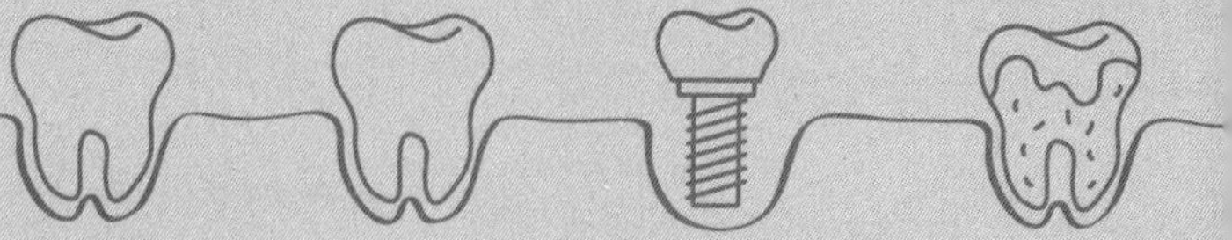

關於植牙大小事，你是否也有這些問題？

Q

冷銲，是否在口腔裡加熱？聽起來好像很危險？ p.208-209

冷銲到底有什麼優點？ p.196、198、200-201、205、211-213

採用這種新技術，費用上是否相當昂貴？ p.213

冷銲也可以運用在少顆牙齒嗎？ p.203、215-217

台灣的冷銲技術成熟嗎？ p.202-205

3D 印表機，製作假牙會不會更快速、更精準？ p.214

臨床門診經常出現的提問，本章一併為你排憂解惑。

01「銲」你的開始——冷銲的起源

植牙前，突然得知明天必須緊急參加一場重要的會議，如果一開口，被人看見七零八落的牙齒，那臉就真的丟大了！

如今別再擔心，「冷銲」能夠順利化解你的困擾！

「幾天後有一場重要會議，能不能盡快幫我裝上假牙？」張教授希望在會議上相貌體面，所以提出想要儘早裝上假牙的請求。

過去，通常都是植入植體幾個月後，再裝上假牙，可是有不少患者和張教授一樣，因為有特殊原因，所以想立刻裝上假牙。

植完牙後，立刻裝上假牙的作法，就稱為「立即負載」。立即負載的風險很高，但這幾年眾多國際文獻顯示，如果把每個植體「約束」在一起可以提高負載，其中又以「銲接」效果最為突出，所以「冷銲」逐漸在國際上嶄露頭角。

受力翹翹板——幻想的假牙約束

西元一九七二年，義大利熱那亞的帕斯卦里尼（Pasqualini）教授在研究時發現，過去利用單一植體直接做臨時假牙時，植體彼此是分開的，如果進行約束，便可以增加立即修復的成功率。

過去會在四、五支植體上頭，裝上一整排串連的臨時假牙，以為互相綁在一起可以增加穩定度，然而一兩個月後卻不幸失敗了。推究原因，因為植體受力不均勻，受力多的會鬆脫，力量再跑到其他植體上，所以會造成植牙失敗。

「裝上臨時假牙時，不是已經綁在一起約束了嗎？」這種約束其實很弱，如果可以把彼此之間的植體，連接支台體之後，在牙肉以上的地方，做一個強約束，就能讓力量分散，才不會集中在單一植體上。帕斯卦里尼教授認為，如果能做出強烈約束（圖5-1），就可以增加成功率，當時他將想法傳授給學生們，並鼓勵以此為主題找出解決方案，因此有很多義大利專家在當時踏入該領域。

「銲」動牙界——冷銲的強約束

當時熱那亞有另一個醫師叫做蒙大尼（Mondani），蒙大尼教授和摩德納大學合作研究冷銲技術，他們認為利用冷銲的約束力，可以得到最好的成果。

西元一九七二年，蒙大尼教授發明了冷銲，他利用鈦絲或鈦棒進行冷銲，將支台體銲在一起，能有效保護住植入物，此時可以將受力均勻分攤，不會造成某一支植體過度受力。當植體被強力綁住時，會呈現網狀的結構，使支撐力提高，不但可以分散力量，也能讓植體和假牙更穩定。

當時，蒙大尼教授發明了一種冷銲的機器（圖5-2），

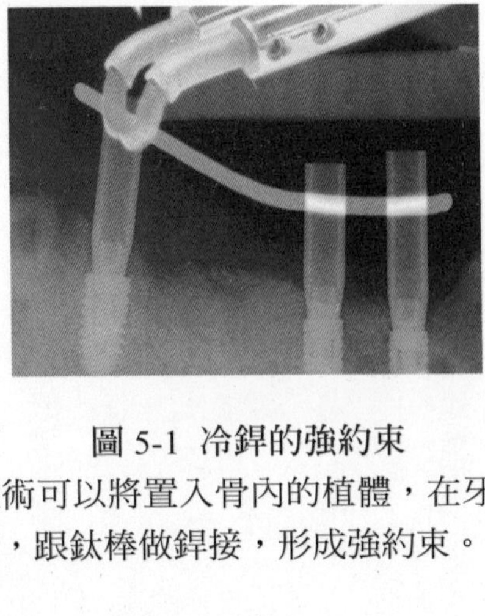

圖 5-1 冷銲的強約束

冷銲技術可以將置入骨內的植體，在牙肉上的突出物，跟鈦棒做銲接，形成強約束。

透過鈦之間的接觸，產生高強度的電荷，對接觸點進行高溫融化，冷卻後的兩者會融在一起，產生銲接作用，銲接的時間只需四毫秒，如此短暫的時間，能避免周邊組織及植入物的溫度提升而產生熱傷害。

以前的冷銲機很大台，但接頭很小，在西元一九七三年蒙大尼教授冷銲針狀植體的影片中，可以一窺其貌。隨著工業進步，現在的機器大小僅剩過去的十分之一，甚至研發出移動式的機型，可以將機器帶到各個診所，非常適合移動式行醫。

植牙從一九六五年開始發展，一九七〇年代就研發出冷銲，亦即植牙才推出沒多久，大家就殷切希望可以在植牙後立刻接上假牙。雖說立即接上假牙的研究，從很早以前就著手進行，但這些技術在一九七〇年代並沒有被發表，直到一九八二年，蒙大尼教授跟他的兒子經過十年的整理和追蹤後，確認接受冷銲的案例狀況皆穩定且安全，才確定此方式可行，而進行發表。

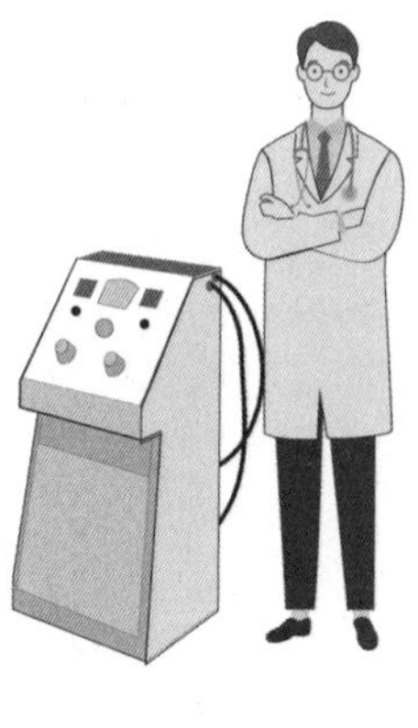

圖 5-2 1970 年代的冷銲機

見縫插「針」——針狀植體的用法

植體上的支台體彼此之間有間隔，此時利用一根鈦棒，以垂直的方式黏貼多個支台體，將剩下的牙齒銜接起來，使受力均勻分散（圖5-4）。過去有許多人使用這種做法，但現在已經很少人這樣做。

目前義大利還有人使用這種手法，將植體植入後，再用針狀植體（Noodle Implant）植入旁邊的骨頭，此時將兩者銲在一起，會變成一個強約束的連接體，可直接受力。（圖5-5）

這麼細的植體很適合萎縮型骨頭，若遇到萎縮型骨頭，不需要特別補骨，可以直接使用針狀植體解決問題，但這種作法沒有普及全世界，台灣目前仍未聽聞有此作法。針狀植體並非不好，只是目前台灣還沒引入，所以無法實際運用到病人身上。

蒙大尼教授把針狀植入物跟鈦棒架在一起後，立即裝上樹脂的假牙，這種結構可以增加植入物的成功率，若骨頭萎縮，也可以做成臨時假牙，減少失敗率。透過這種方式提高植入的成功率，放上臨時假牙後，受力咬合也沒有問題，病患在手術當天就可以擁有假牙，等到傷口癒合後，再換成未來要長久使用的陶瓷牙就行了。如果一排牙齒缺了兩顆，可以植兩顆後銲在一起；若缺三顆，也可以植兩、三顆後，串在一起；但如果缺了八、九顆，只植兩顆銲接可能無法支撐力量，應該植四到五顆，銲在一起後，即可立刻裝上假牙。

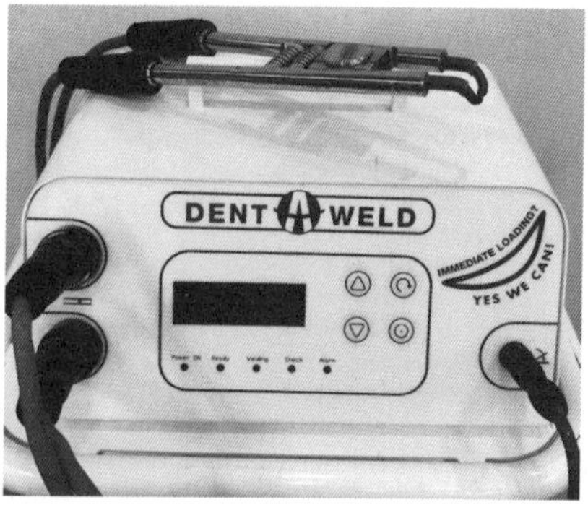

圖 5-3 這是台灣第一台衛署核可的冷銲機

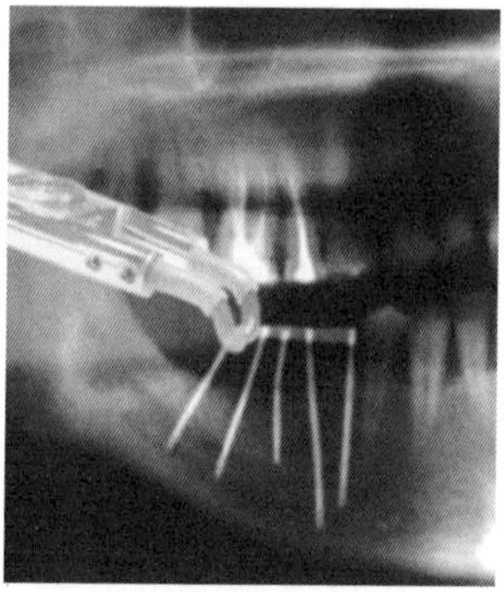

圖 5-4

針狀植體利用一根鈦棒以垂直的方式，銲接多個支台體，使受力均匀分散。

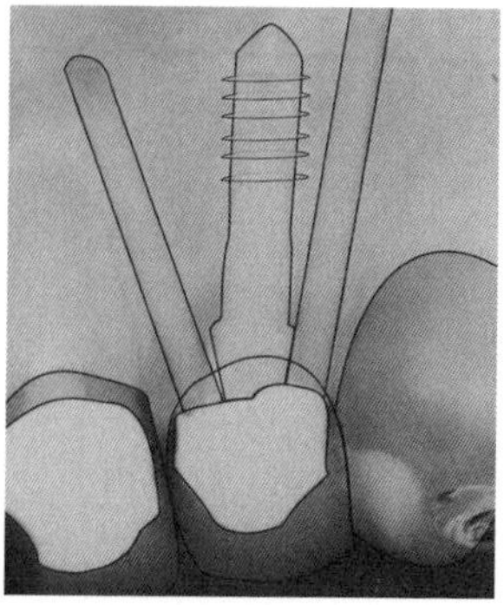

圖 5-5

將植體與打斜的針狀植體，銲接在一起，形成強約束，可以直接完成最終假牙。

篳路藍縷——冷銲的引進

當冷銲在歐洲發展得如火如荼時，台灣並未跟進，從一九八二年發表冷銲案例後，直到二〇一三年台灣才引進此技術。其中，我的恩師周承澤醫師對此有不少貢獻。當年，他帶著一群學生前往德國法蘭克福攻讀植牙碩士，接觸到一些在此領域執牛耳的醫師，透過交流後，便邀請來台演講。二〇一三年，周醫師在台灣成立「台灣亞太植牙醫學會」，特別邀請馬可．狄吉迪（Marco Degidi）來演講。由於當初大家對冷銲相當陌生，因此在醫學界引發了不小的騷動，有很多醫院的主任前往演講的場合，準備聆聽新知。（圖5-6）

聽完內容充實的演講後，問題來了：沒有機器，對於技術也不夠明瞭，馬可．狄吉迪在演講中展示了研究結果，但沒有教授技術，因此大家對於冷銲依舊一問三不知。直到二〇一四年，我們決定組團，直接飛往義大利波隆那找馬可．狄吉迪學習冷銲，自那之後，才正式把冷銲技術帶回台灣。

久「銲」成災？冷銲打破時間的限制！

老師的教法很簡單，就是在植牙手術剛完成，但尚未縫合之前，就開始銲接支台體上面的鈦棒，銲接完之後，會在口外將樹脂活動假牙與支台體上面的鈦棒合在一起，形成一座很長的牙橋，或是一整座假牙，最後把假牙裝到嘴裡，直接固定即可。

一般而言，手術縫合後，讓病人等待一到兩個小時，就可以把假牙做完，並裝入嘴巴，如果

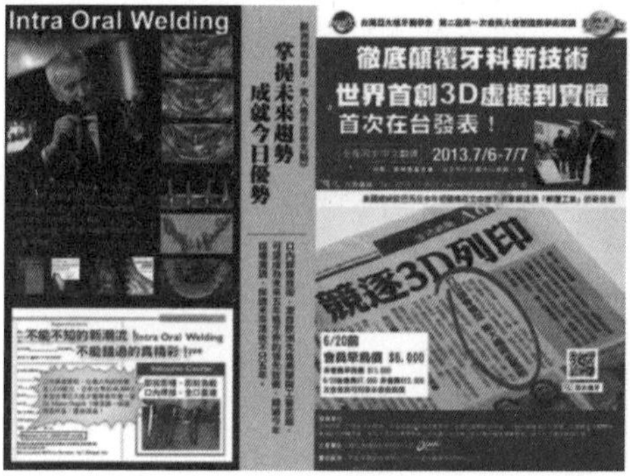

圖 5-6

2013 年台灣亞太植牙醫學會特別演講

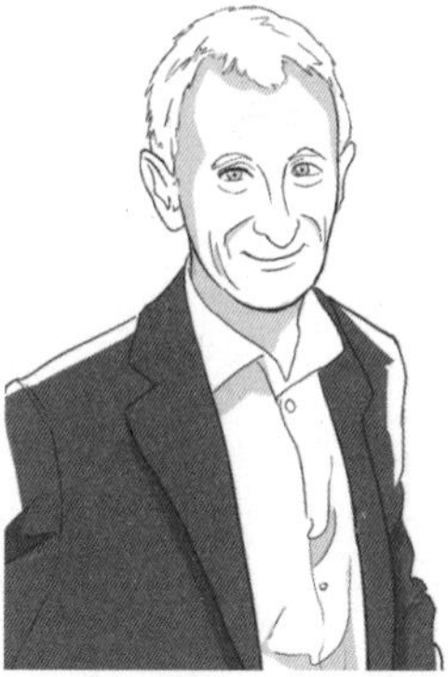

圖 5-7

我的義大利老師馬可．狄吉迪（Marco Degidi）

手術時間是兩個小時，加上假牙製作，大概四小時後就能擁有假牙；就算是上下兩座牙齒一起處理，早上手術，中午休息，下午三、四點就能裝上假牙。以前這種兩、三年才能全部做完的手術，現在居然只要一天就可以完成，既快速又方便，對患者來說可是一大福音。（圖5-8）

由於馬可．狄吉迪做的假牙效能很好，不太容易壞，外表也相當美觀，所以根據他的統計，有超過二分之一的患者不會回來將臨時假牙換成永久假牙。在歐洲，如果要替換假牙需要額外收費，上下兩座加起來大約要價台幣四十萬，既然假牙品質很高，病患覺得沒有再換一組的必要，所以才會出現這種情形。

別留遺「銲」——冷銲在台灣的應用

整體大環境不只是經濟差異，可能連缺牙都有城鄉差距！在都市化的地區，通常少了兩、三顆牙就會前往就醫，全口無牙的患者已經越來越少。既然如此，主要針對全口無牙患者的冷銲技術，豈不是派不上用場？

二〇一四年，剛把冷銲技術和機器帶回台灣時，因為遇不到全口無牙的患者，機器只能擱置在一旁。當年一起前往義大利學習的李醫師住在花蓮，遇到很多全口無牙的患者，很快便將技術應用於醫療；可是我在新北市永和區看診，雙北地區很少見到這類型患者。不禁心想，如果這套技術一年只能用於一兩個患者身上，不僅容易生疏，也可能淡忘，為了不讓這段學習經驗白費，況且已花不少錢買回機器，可不能輕易放棄！

於是，我開始研究如何將冷銲應用在少顆牙齒上。第一個案例的患者葉阿伯，他有三顆門牙斷裂，牙根也需要拔掉。他告訴我：「牙齒怎麼處理都行，只要離開診所時，不要沒牙齒就好！」

於是，拔掉牙根並植完牙後，我決定使用冷銲幫他裝上臨時假牙，結果非常成功，阿伯也很滿意。四個月後，阿伯將臨時假牙換成一組全新的全瓷冠假牙，直至最終都相當成功。（圖5-9）

精細入微——冷銲的精準

二〇一四年學習冷銲時，我發現冷銲技術能將假牙製作得相當精準，在這之前，每次做假牙總是多多少少會有誤差，那個年代的教學重視手術技巧，並不特別著墨於製作假牙，只要盡量做好即可。因此，許多醫師發現植牙假牙在製作時容易產生誤差，程度上甚至相當誇張，而且這種情況幾乎天天都在醫療現場上演。（圖5-10）

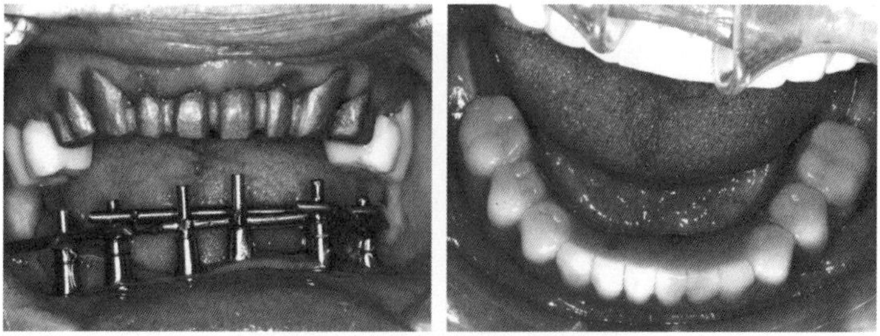

圖 5-8
馬可教授的冷銲技術，這是我回台灣做的第一全口案例

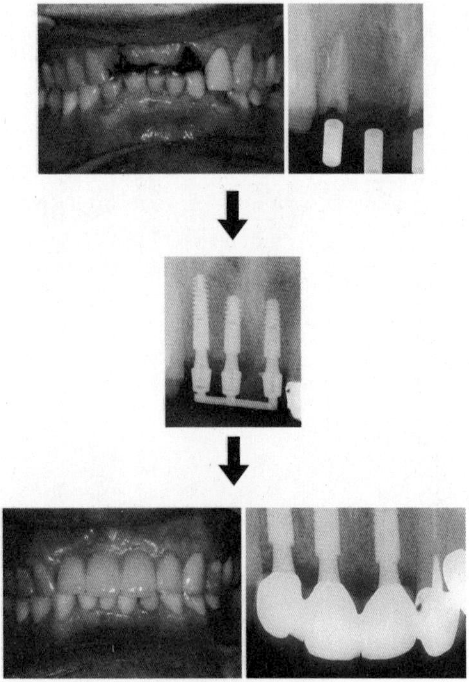

圖 5-9 這是我回台灣做的第一個少顆牙齒冷銲案例

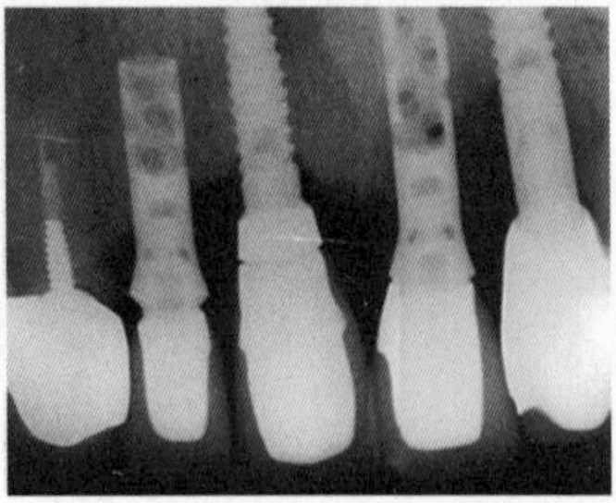

圖 5-10 植牙假牙製作上，因印模產生的誤差

誤差該如何解決？黏膠是其中一項選擇。由於選用的黏膠黏度為中等或中等偏弱，所以不會將植牙假牙黏死，縫隙小就黏得緊一點，但縫隙大比較難黏得牢靠，導致病患使用假牙一陣子後，就有可能脫落。

如果脫落次數太多，對患者而言相當麻煩。縫隙太大，來自於印模的不準確，雖然用矽膠印模已經屬於比較精準的取模法，但印製時，矽膠不見得密貼在想要取得的地方，如果有縫隙，模型就是變形了。所以傳統印模時，只能想辦法讓服貼度提高，可是用此種方式做出來的假牙，邊緣往往不會呈現正圓，而是有一邊開縫，在X光片下檢視，形狀相當詭異。

另一種手法是在植體放上轉印套件（transfer），採用矽膠取模後，利用轉印套件將植體位置轉出，這個方法確實能提高不少精準度。（圖5-11）

「明明提高了精準度，為什麼假牙的位置，還是不夠準確呢？」學習這種方式時，常會有這個疑問。實際上，在製模過程中，可能會讓原本卡在矽膠裡面的轉印套件有些微轉動或移動，因此裝上假牙時已經不夠精準。

過去利用這種方法製作植牙印模，因為容易變形，所以試戴時總要調整很久（圖5-12），直到二〇一四年掌握冷銲技術後，遇到因假牙總是脫落而困擾的病人，我會使用冷銲幫他們重做，這些問題果然迎刃而解。引進冷銲技術後，它的迅速或精準，都無疑為牙醫界點亮了一盞明燈，值得好好推廣，讓更多人享受它所帶來的好處。

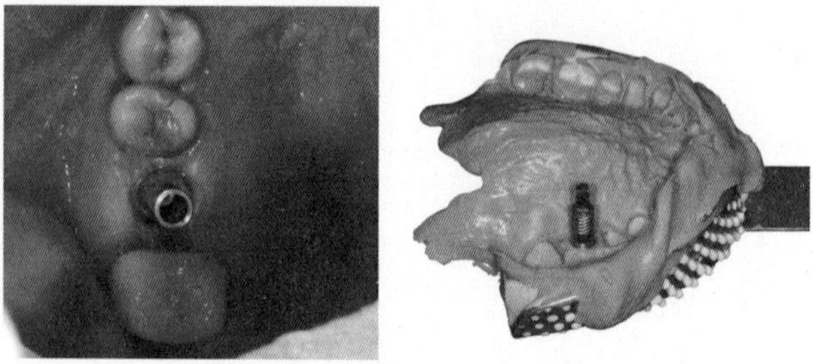

圖 5-11

轉印套件裝在植體上取模，印好後，將轉印套件裝上仿植體後塞入陰模內，接下來就可以製作牙齒模型了。

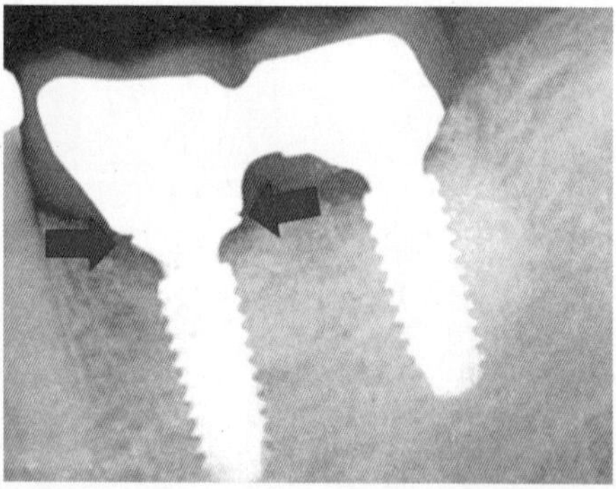

圖 5-12

轉印技術製作出來的假牙，有一定比例的誤差，非常擾人。

02

「銲」你一起的過程——冷銲的專利研發

「聽說冷銲是種不錯的新技術，但能為我帶來什麼好處？」病人問。

冷銲在植牙上能發揮很大的功效，但究竟有什麼特別優秀的地方，值得大力推廣呢？

在台灣，擁有冷銲技術和機器的醫院或診所，可能不到十個。目前，正在積極推廣此觀念和手法，希望未來能更加廣泛應用於醫療上，讓更多患者體驗到這份美好的成果。

追根究柢——銲接的原理

銲接的英文是welding，意思為「熔接」。銲接最主要是透過高溫融化金屬後，將之接合。但冷銲和一般的銲接不同，而是利用壓銲，降低金屬元件熔解的溫度後熔接。以鈦為例，鈦熔解的溫度是一六六八度，但若要在病人嘴中加熱到一六六八度，風險相當高，所以可以利用壓銲技術，使所需溫度下降至兩百度左右。當鈦金屬上的某點達到兩百度後就會開始熔解，經過加壓，鈦金屬就能順利銲接。

如果此時用熱像儀實測周邊一公分處的溫度，由於溫度下降極快，加上運用吹氣跟給水降低口內的溫度，所以溫度很快下降到四十度以下，就算操作者拿著要加熱的金屬銲接時，沒有戴手套，也不用擔心燙到手。（圖5-13）

冷銲，眞的安全嗎？

銲接，一般人想到的是強光和高熱，如前段所述，冷銲的溫度沒有想像中高；另外，壓銲可以降低雜質進入的機率，不會產生碳渣，也就不會在病人嘴裡看到火花跟強光。

試想，如果同時有三、四台診療椅在進行治療，此時其中一名病患的嘴裡突然噴火，其他病人一定會受到驚嚇，恨不得跳下診療椅趕緊逃跑，「酷斯拉」在電影界或許受到歡迎，但在牙齒診療的過程中出現，一定相當可怕。使用壓銲時，不會有強光、火花和高熱問題，只會感覺到輕微震動，不但不會讓病人產生恐慌或不適，失敗率也不高，是種相當穩定的技術。

深入瞭解——冷銲的原理

冷銲的精確名稱是「電阻點銲」，將兩個金屬元件用銅極夾住，給予壓力，銅極通電後，中間點會開始產生熱量，冷銲便是利用此方法對單一點進行加熱，並使

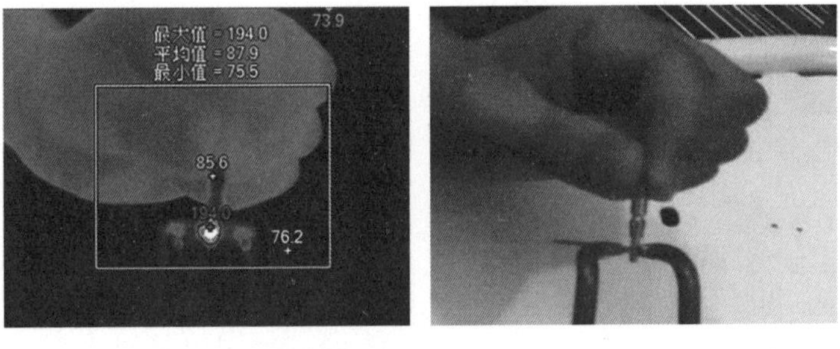

圖 5-13

冷銲操作時的熱像儀測溫顯示圖：銲接點近 200 度，但是手握的位置大約 80 度，經過沖水或吹風，會驟降到沒有溫差感。

欲相連的兩者熔接。

首先是通電，一般而言，人會被一百一十伏特或是兩百二十伏特的交流電所電到。因此，冷銲機把電壓從一百一十伏特，下降到二至十伏特，並把電流上拉到兩千到兩萬安培，由於電壓很低，病患不會有被電到的感覺。

接著就是加熱，加熱的物理公式為 $H = I^2RT$，當電流夠大，就能達到很高的瞬間溫度。如果在病人嘴裡停留太久，一旦溫度散開便有燙傷的可能，因此會將時間縮短至千分之四秒，一銲完就開始散熱，風險比較低。（表 5-1）

使用這種低電壓、高電流的手法，由於電流通過的地方是金屬，而不是人體，因此患者不會受到影響，再加上它產生的是單點高熱，時間也只有短短的千分之四秒，所以患者只感覺到些微震動，銲接就完成了，完全顛覆了過去對銲接的認識。

$H=I^2RT$	
H= 熱量，單位為瓦特秒	R= 電阻，單位為歐姆
I= 電流，單位為安培	T= 時間，單位為秒

表 5-1

冷銲加熱，利用低電壓、高電流產生足夠的高熱

「銲」起新生活——冷銲有什麼優點

冷銲大大改變了過去對銲接的認知，但是這種技術究竟能在植牙時，發揮什麼樣的效果？

堅定不移——提供植體最佳穩定性

在植牙方面，最初開始使用銲接是為了約束植體，讓力量平均分攤，提升植牙的成功率。

研究發現，當植體植入骨頭，會有「初期穩定」的現象，隨著時間前進，穩定性慢慢下降（下圖A線）；之後骨頭逐漸成長，產生「繼發性穩定」（下圖B線）。A線和B線約在植牙後六週交叉，而兩者加總後得到的下圖C線，明顯在第六週最低，代表植體植入後短暫進入高穩定期，到第六週時降到最低，此時植體最容易發生鬆動。

但如果做了冷銲，從頭到尾都能保持高穩定度（H線），看得出支架約束後，除了力量能平均分散，力量

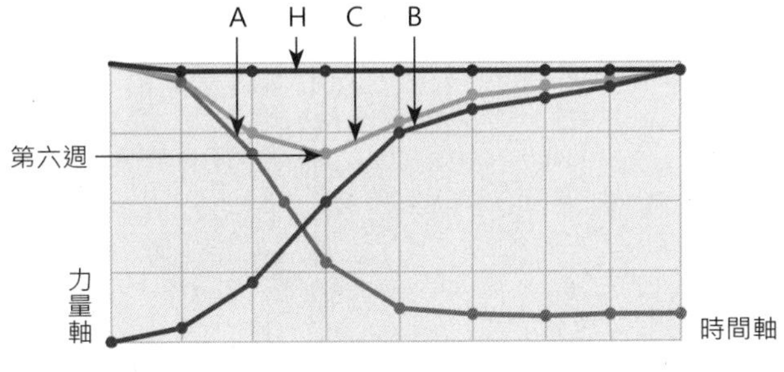

圖 5-14

A 線為初期穩定，B 線為繼發性穩定，C 線就是一般植牙後的穩定性變化，約莫在第六週為最低穩定時期，反觀冷銲強約束後，保持高穩定性（H 線）。

還會提升。就整體而言，已經有很多文獻能證實冷銲非常穩定，優勢顯著。

誤差OUT——高精準度

植牙時最討厭的，就是植體串在一起需要非常精準，如果讓四顆串接的植體支撐十二顆假牙，一旦不夠精準，會導致所有力量集中到一顆植體上，就可能造成損壞。

為了讓串接更加精準，使用的技術跟方法將非常耗時和昂貴。以往較常使用矽膠印模，較易發生輕微變形，為了確認是否精準，送到技工所製模時，要先用樹脂串聯支台體，送至診所，請醫師為病人試戴，若是不夠精準，就立刻切斷樹脂，再口內接合，送回技工所重新製模，再用新的樹脂串聯支台體，送回診所請醫師重新為病人試戴……，多次循環下，可說花費大量成本和時間，直到最後驗證成功。

冷銲卻直接跳過了這段令人疲憊的驗證過程！一開始就使用成形的鈦棒進行銲接，由於精準度奇佳，銲好後能直接送到技工所製模，並接著製作假牙，讓技師及醫師省去很多麻煩。

時間控管達人——節省時間成本

時間就是金錢，不需要浪費太多時間，也是冷銲的一大好處，手術完成後，冷銲好全部支台體可能只需十到十五分鐘。目前大眾對冷銲這門技術還不夠瞭解，因此使用率偏低，但事實上，冷銲能提供許多其他技術不能給予的好處，不管是醫生或病患，基本上只要使用過都會很喜歡。

保住口袋的最後一筆錢——費用較爲便宜

面對全口植牙時，做假牙支架的費用其實比冷銲還高，使用傳統的方式不僅損工也損料，導致價格昂貴。其實最貴的部分，不是植牙，也不是手術技術，而是最後的假牙，病人往往聽到費用就嚇傻了！

「明明植體本身的材料成本沒那麼高，為什麼醫師卻收這麼多錢？」為什麼醫病雙方出現這種爭執？其實是因為大家都忽略了製作成本。全口植牙的假牙常使用 Ti-Bar 製作，導致費用相當高，遠遠超過植體的價格，因此整體才會非常昂貴。

相比之下，冷銲不是用 Ti-Bar 製作，而是利用鈦棒進行連接，不需要客製，因此能夠控制成本，雖然不見得很便宜，但失誤性低，不太需要重作，因此假牙成本不會持續堆疊，整體費用較為親民。

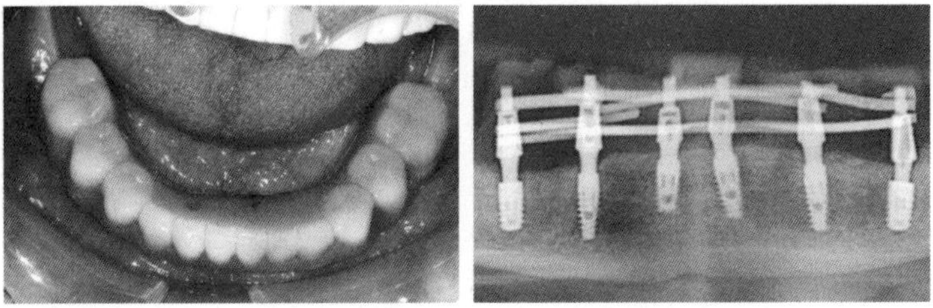

圖 5-15

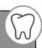

有「齒」一說

後起之秀——數位掃描

綜觀以上所言，冷銲是未來的新趨勢，同時，3D口內掃描機也逐漸發展茁壯，雖然目前3D口內掃描機還沒有冷銲精準，但未來還是有取代的可能。

數位掃描雖然有高度發展可能，但仍有些問題未能獲得解決：數位掃描跟傳統印模一樣，醫師數位掃描後，檔案傳到技師端，技師會將支台體做一些定位驗證，讓醫師在患者口內驗證，確認沒問題之後，才能繼續製作假牙，若驗證有錯就要重來。這種來回相當耗時，但冷銲不需要驗證準確性，就能省下很多時間。

另外，大家也會相當好奇3D印表機，在製作假牙上會不會更快速、更精準？因為假牙的製作皆採客製化流程，3D印表機似乎很適合，但是以目前3D印表機而言，僅能製作出客製化的臨時假牙跟活動假牙，還無法做出永久性的固定假牙（精準度還不足，強度也還不夠）。也許將來等技術再進步一些，就有機會達成，相信這將是患者的一大福音。

從「齒」招來——瑞文醫師診間放大鏡

用冷銲治療單一牙齒的廖太太

冷銲後來發展至能準確使用於單一牙齒，以幾年前曾到我診所治療的廖太太為例，她左下方的一顆牙齒壞掉了，經由 X 光片檢查後發現，牙根已經太短無法補救，比較適合直接拔除，廖太太也相當認同。

手術後，因為並非每個病人都需要立即植牙，以她的狀況來看，只缺一顆牙不會使日常生活受到太大影響，所以並沒有立刻幫她裝上假牙，而是等到傷口大致癒合後，才開始印模做假牙。

一般印模都使用矽膠，矽膠富有彈性，在印自然牙齒時，印好就是個陰模，但是印植體時，轉印套件是要塞入矽膠陰模裡，這裡就是變形所在，將來製作的假牙就很容易發生變形，裝戴時，需要調整很久；針對這一點，冷銲一個鈦條在植牙的轉印套件上，然後運用樹脂紀錄前後牙的相對關係，全都是硬碰硬的關係，因此不太有機會產生誤差。

採取這種作法，對於單顆假牙完全準確的機率，大概有八成，剩下的兩成，只需要微調假牙的咬合關係即可，大概十分鐘以內，就能結束調整。

相較於之前的矽膠印模，我常常需要花費半小時到一個小時，才能調整好假牙，透過使用冷銲之後，醫師不但可以節省不少時間，病患裝假牙時也比較輕鬆，呈現雙贏的局面。

廖太太的假牙，就完全沒修沒調，直接裝戴上去，五分鐘就完成了，看起來很美觀，不認真看還看不出來是假牙！

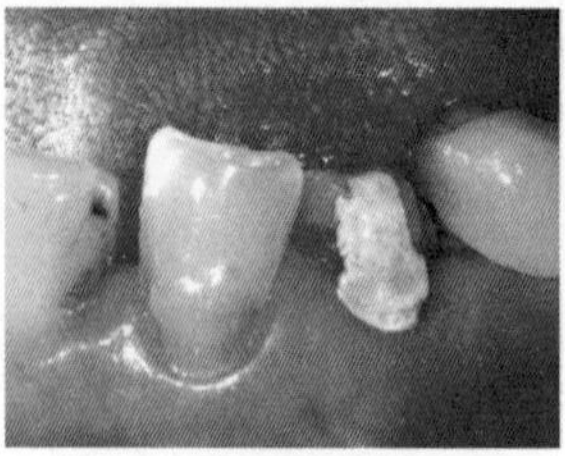

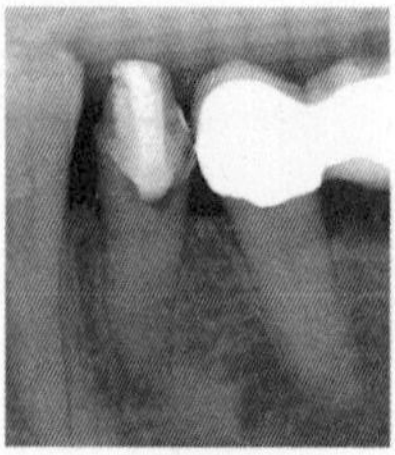

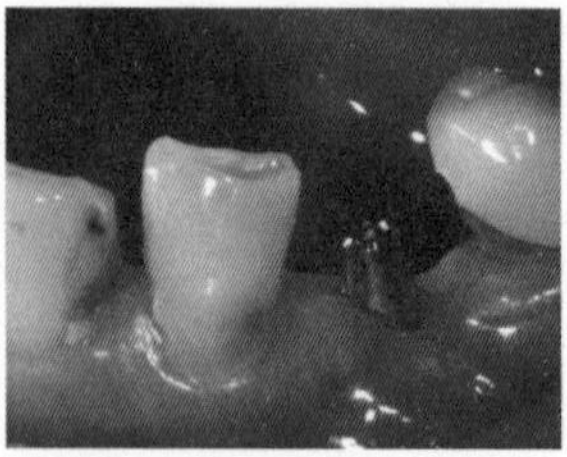

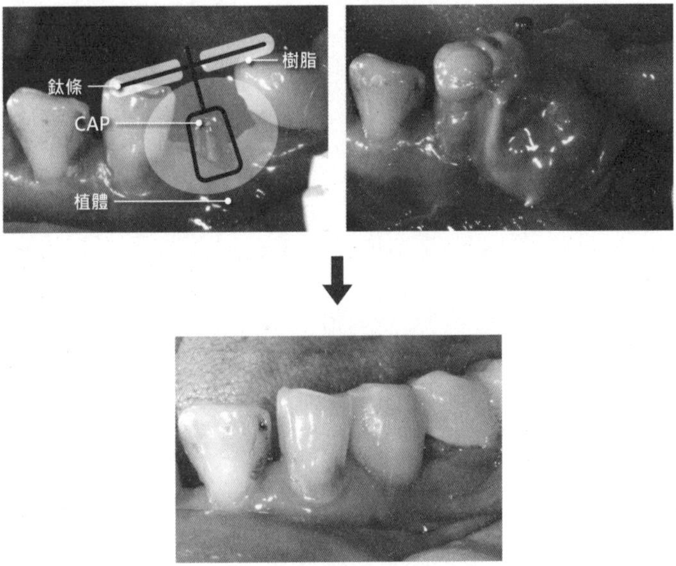

圖 5-16

牙根拔除後，立即植牙，三個月後以冷銲技術取得精準定位與模型，最終假牙高度密合且美觀。

從「齒」招來——瑞文醫師診間放大鏡

植體角度差異太大的徐伯伯

伯伯的口腔單側有多顆牙齒缺損，但只植兩顆牙。麻煩的是，兩顆植體之間有三十度的夾角，這種角度很難使用傳統印模。

因此，之前的醫師在幫他製作假牙上，花了不少時間，最終利用修整了支台體的形狀，才將假牙裝上。不過，這樣的誤差性較大，當然也很容易導致假牙鬆脫，造成之後徐伯伯使用假牙時意外掉落，連本人都不清楚掉到哪裡去了。

他後來到診所向我求助，我決定使用冷銲銲接兩個支台體，再銲一條線，讓它往前延伸到自然牙上，方便定位；定位準確後，轉移到模型上，等到確定相對關係，就可以開始製作內部的架構、外層的假牙，最後在患者的口內試戴，確認是否能順利裝入。

幸運的是，假牙相當精準，完全不需要修整，而且很緊密，伯伯相當驚訝，頻頻向我道謝。這名個案要將這麼多顆假牙串在一起，而且角度差異極大，居然能夠毫無誤差，由此可見，冷銲可以解決傳統假牙會遭遇到的問題，可預期性實在很高。

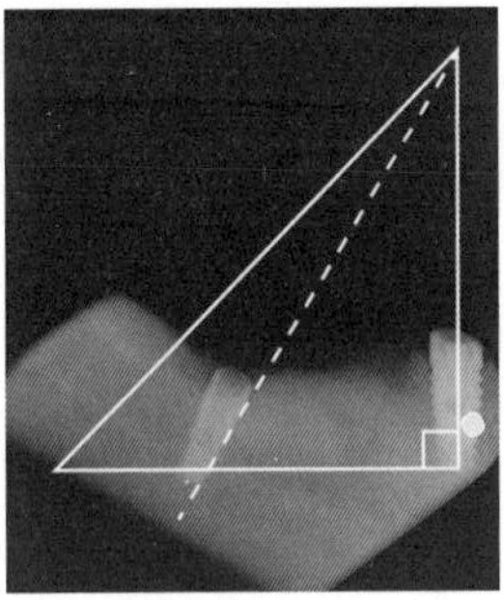

圖 5-17

原本是三顆假牙，用兩顆植體支撐，但角度太大，假牙製作易鬆。

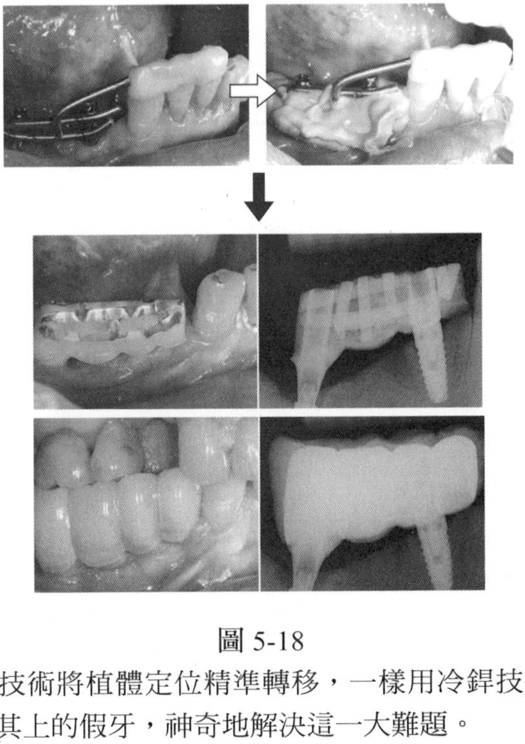

圖 5-18

利用冷銲技術將植體定位精準轉移，一樣用冷銲技術做出桁架結構及其上的假牙，神奇地解決這一大難題。

從「齒」招來——瑞文醫師診間放大鏡

被活動假牙困擾的張媽媽

張媽媽，平常不太愛笑，沒什麼臉部表情，女兒帶著她來求診，經過診斷才知道一直有假牙的困擾，因為在其他地方一直來回處理，卻都不見好轉，導致食慾不振，自然也就越來越消瘦。

但我見到張媽媽的有型裝扮，就知道她一定相當注重儀表，這口亂七八糟的活動假牙，怎麼會讓她開心得起來呢？當我取下假牙後，令人驚恐的是，竟然只有兩顆真牙，真是要命啊！

於是，評估計畫上顎採用覆蓋式活動假牙，下顎則植最少顆的牙齒，使用冷銲製作下顎類似鈦 bar 結構，裝上固定假牙後，很快地在四個月就完成新牙了。現在，她的咬合順利，食慾大開，氣色好，人也變得更漂亮了！

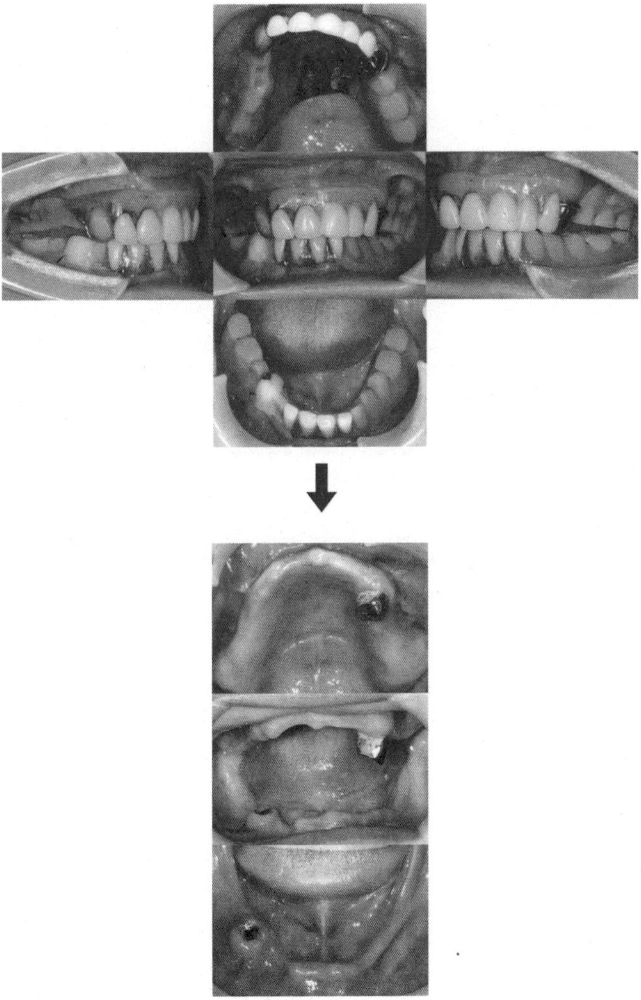

圖 5-19

凌亂的活動假牙，除了不美觀，還喪失咬合功能，取下活動假牙，只見上下各一顆真牙。

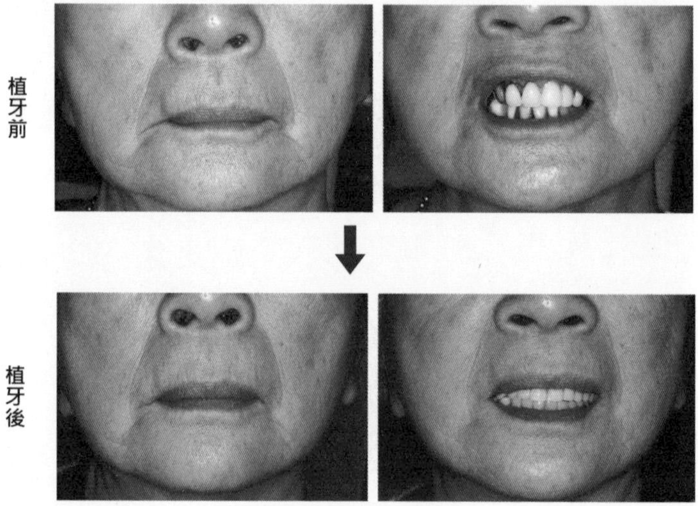

圖 5-20

植牙前戴活動假牙，臉部乾皺、笑容很不自然，在植牙重建後，臉部自然放鬆下，看起來年輕不少，笑容也變得大方且愉快。

安心植牙小筆記

冷銲技術，高CP值的選擇！

經過一連串的介紹後，對於冷銲，是否已有更深一層的認識？

未來如果有植牙需求，或許也可以嘗試冷銲的技術，不僅安全便利、縮短時間，也能節省金錢，還能夠處理許多過去難以解決的狀況，是個CP值相當高的好選擇。

附錄

你「**植**」得一口好牙！
安心植牙案例全圖解

想要擁有一口好牙，除了平日保養之外，一旦發生缺牙、壞牙、漏牙時，經過專業醫師診斷評估後，躺在診療椅上，仍不免心懷忐忑，透過以下案例分享，帶領體驗安心植牙的全過程。

健康，從「齒」招來！「植」行任務，由「齒」可見！

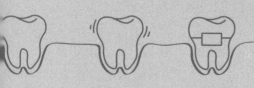

全口植牙

CASE 01

七十四歲女性，長期受活動假牙所苦

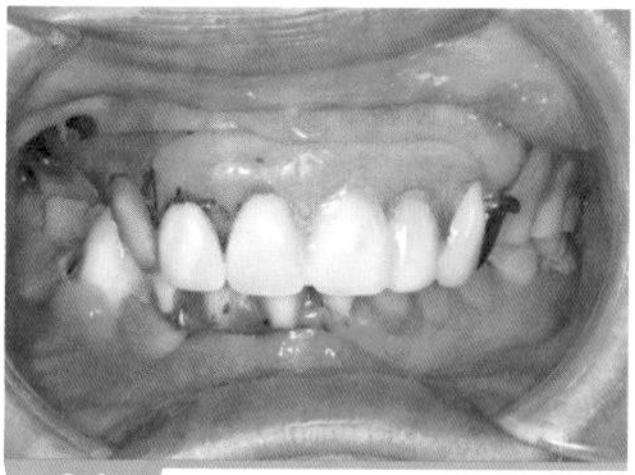
01 治療前

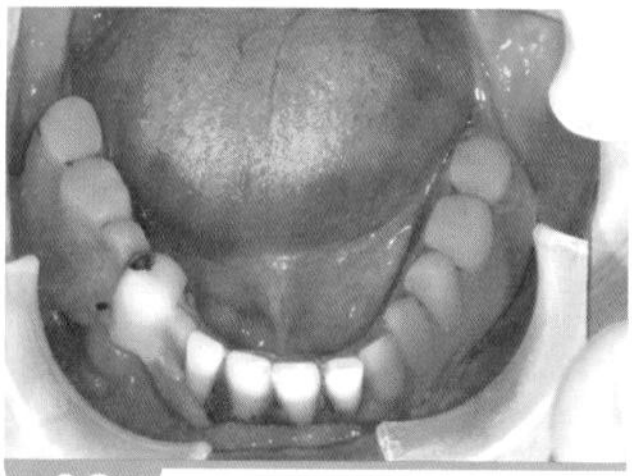
02 上下牙為多次修補的活動假牙

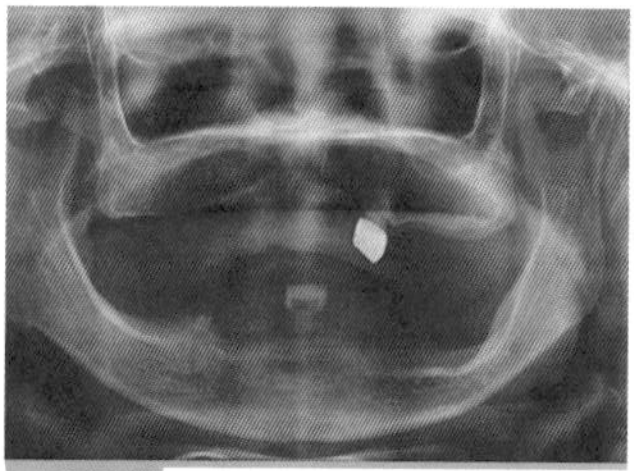
03 檢查後，全口只剩兩顆牙齒

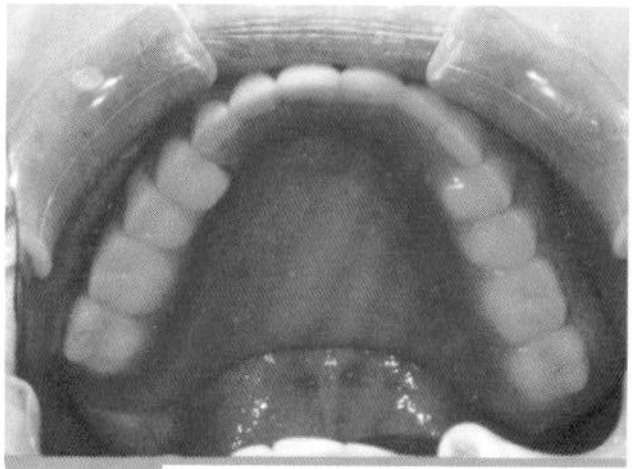
04 上面做全口活動假牙

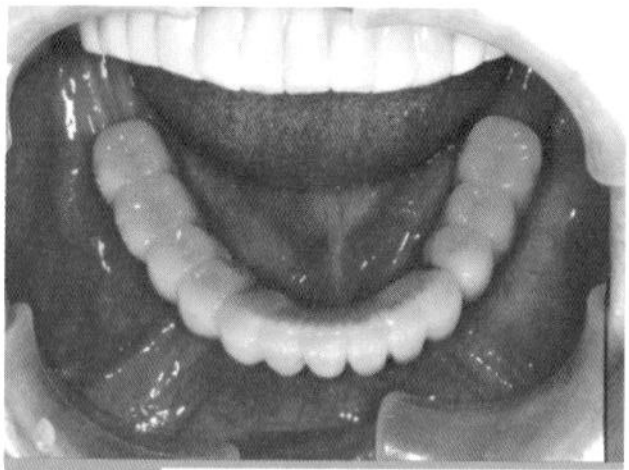
05 下面做四顆植體支撐的固定假牙

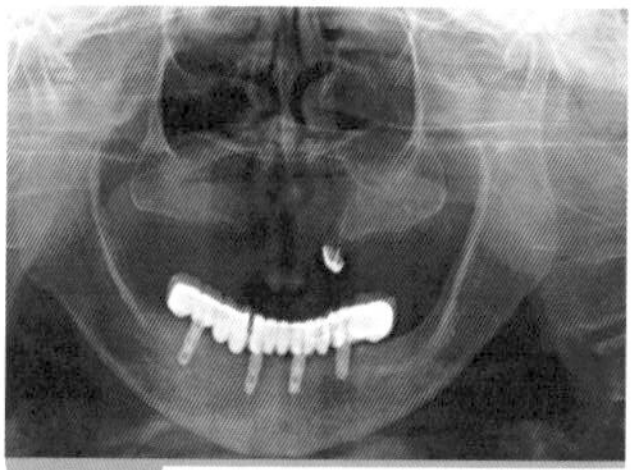
06 術後 X 光片

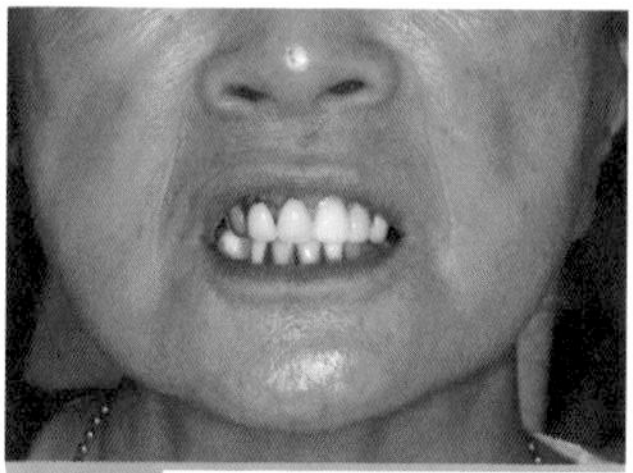
07 重建前的微笑照片

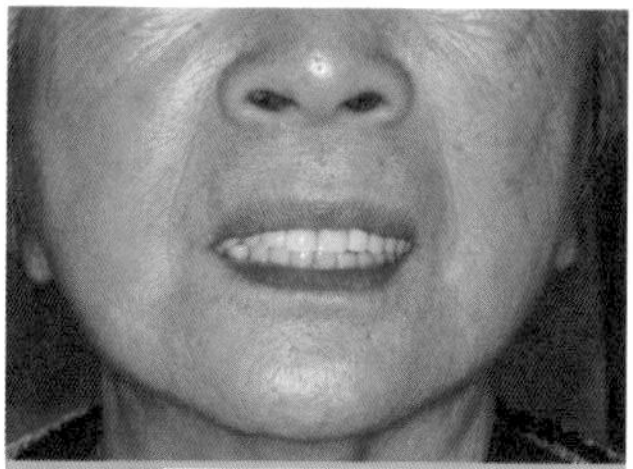
08 重建後的微笑照片

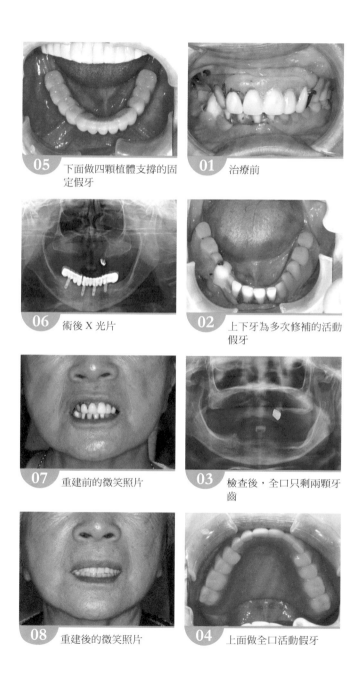

全口植牙 CASE 02

七十六歲女性，長期受無牙之苦，不能好好進食

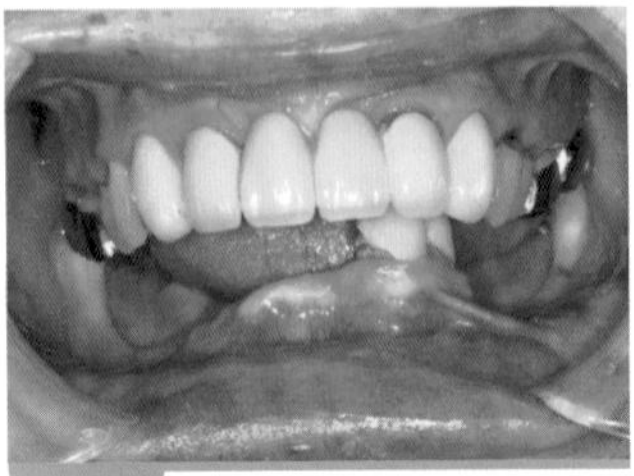

01 治療前

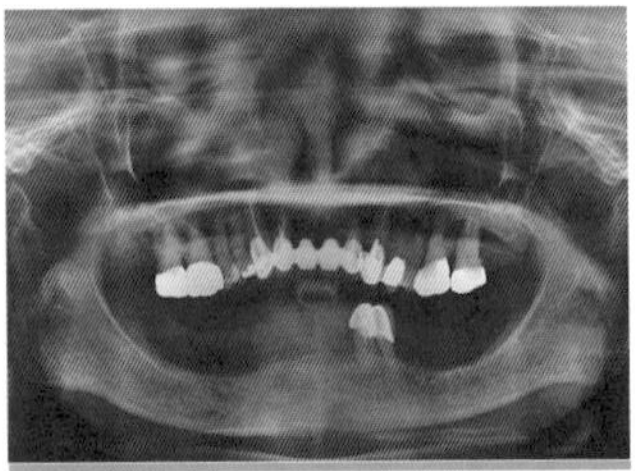

02 評估後建議將上排即將鬆脫的假牙換掉，下排植牙

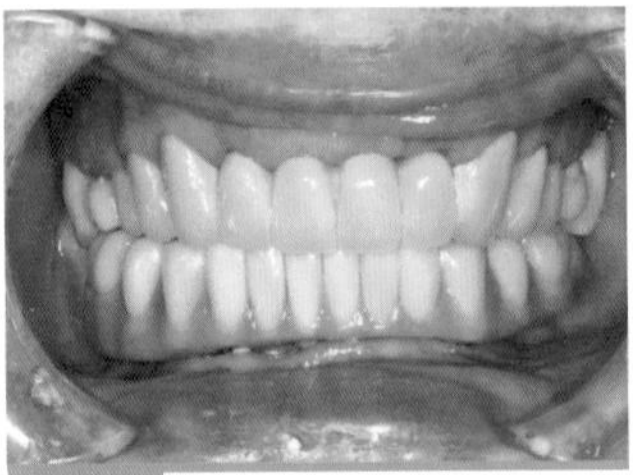

03 重建後除了改善美觀，咀嚼功能也完全恢復

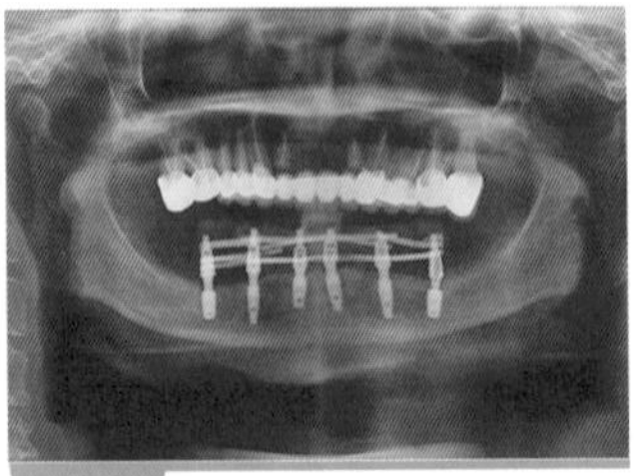

04 術後 X 光片

全口植牙

CASE 03

六十七歲女性，上顎假牙一直鬆脫，還時常疼痛

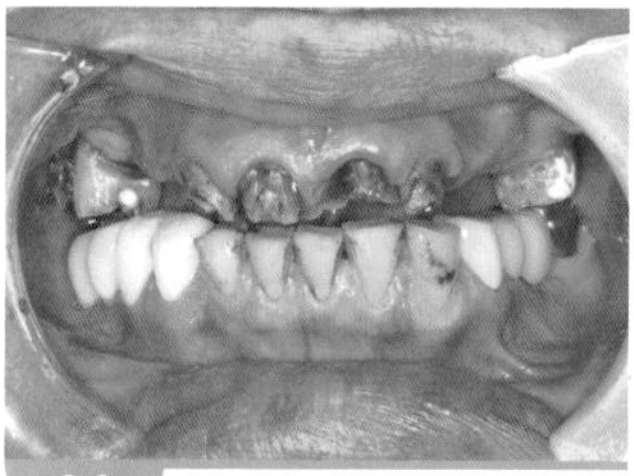

01 治療前

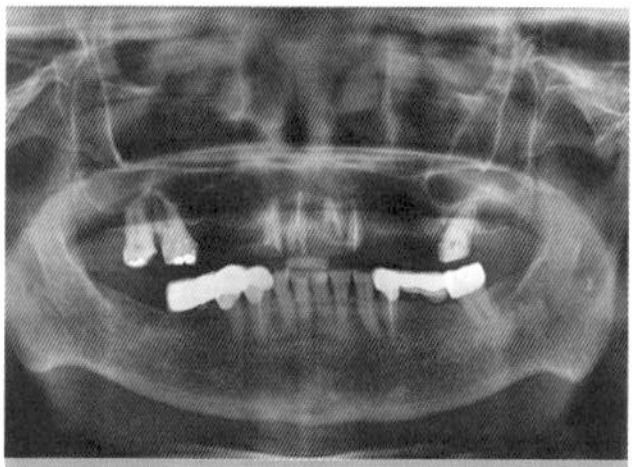

02 評估後，用植牙與假牙複合式全口固定假牙重建

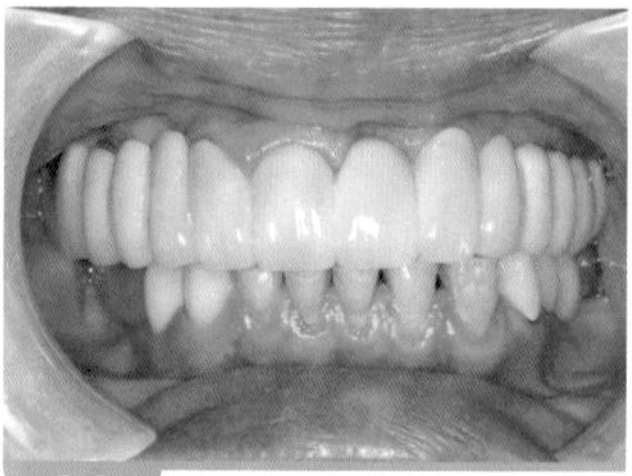

03 術後美觀與功能都已恢復，而且不再疼痛了

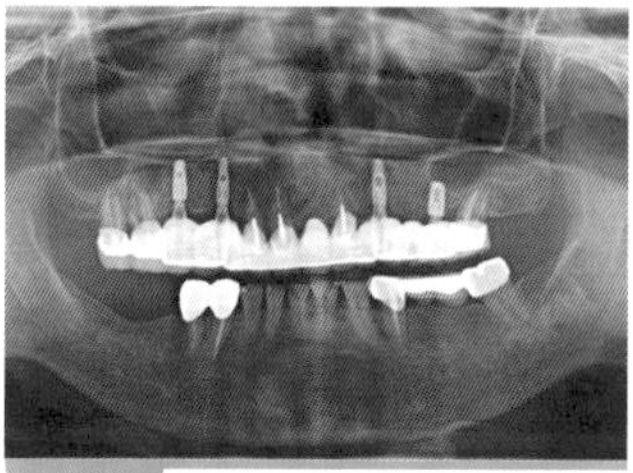

04 術後 X 光片

多顆植牙

CASE 04

五十五歲女性，臼齒區兩顆牙齒搖晃，深感困擾

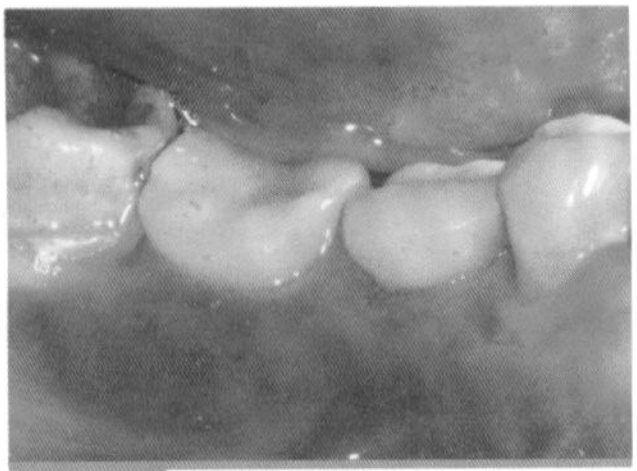

01 治療前

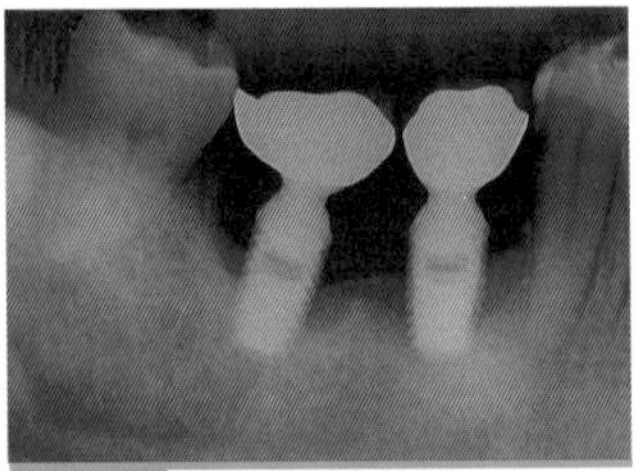

02 檢查後，為兩顆植牙發生植體周圍炎，需拔除重建

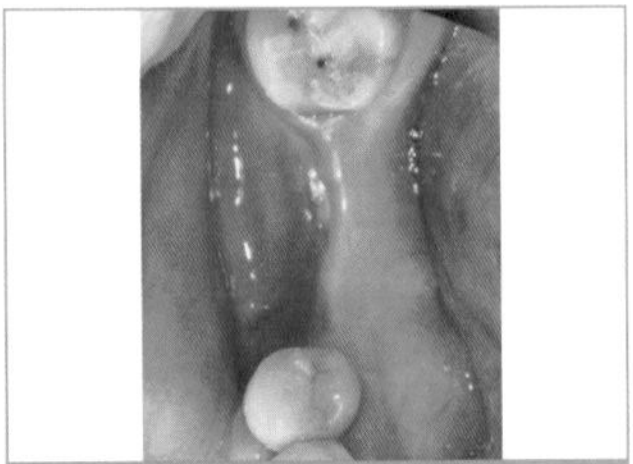

03 拔除植體後，兩個月的骨頭狀況

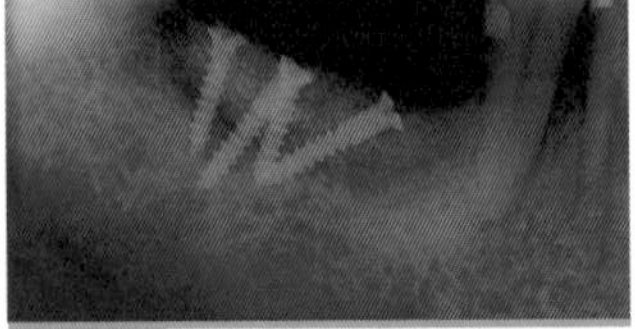

04 拔除植體後兩個月，進行補骨手術

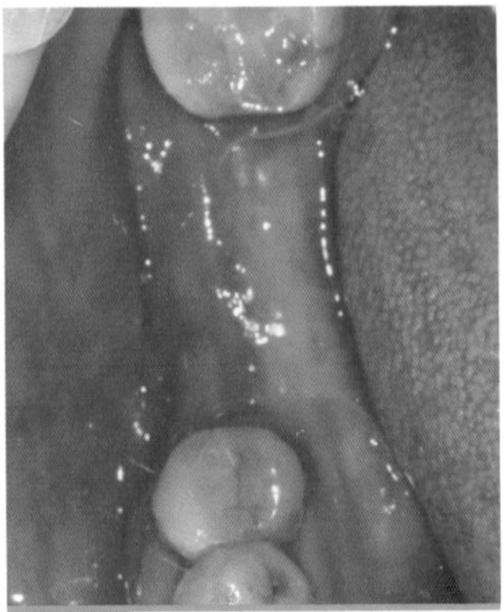

05 補骨後六個月的狀況

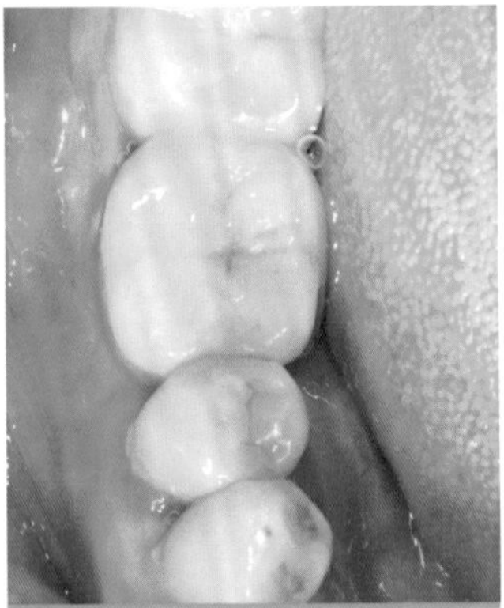

06 植牙後三個月，裝上假牙

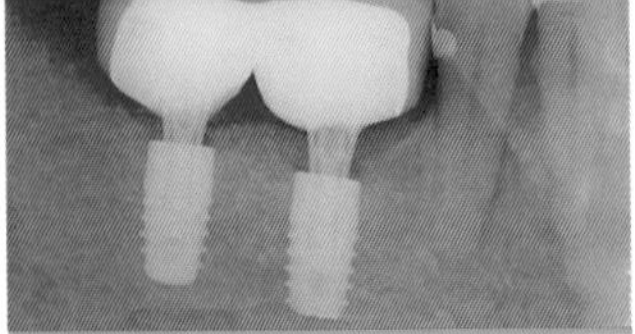

07 術後 X 光片

多顆植牙

CASE 05

七十三歲男性，門牙區牙根蛀牙、假牙脫落，影響日常生活

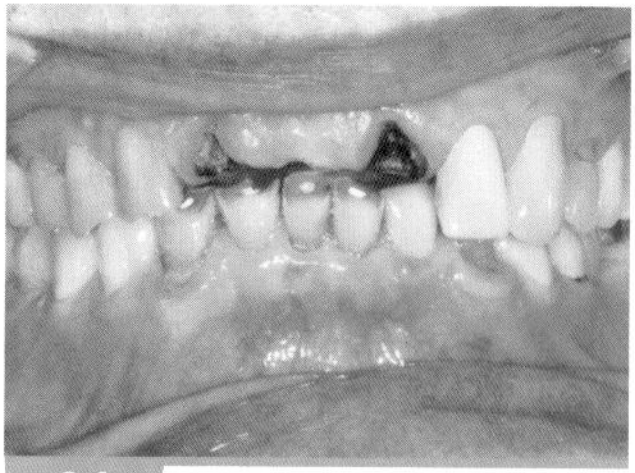

01 治療前

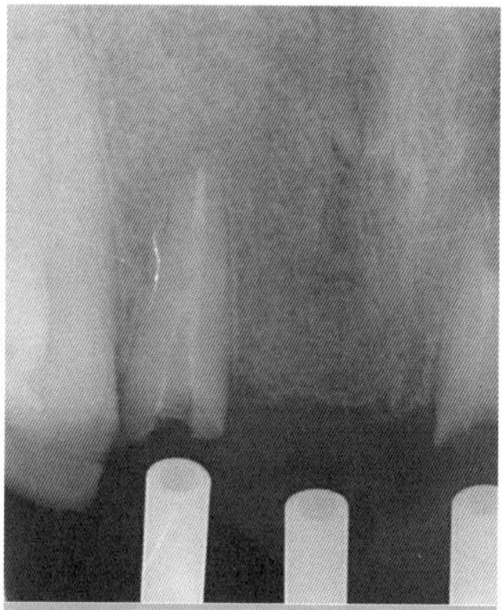

02 評估後，無法以牙橋修復，建議植牙

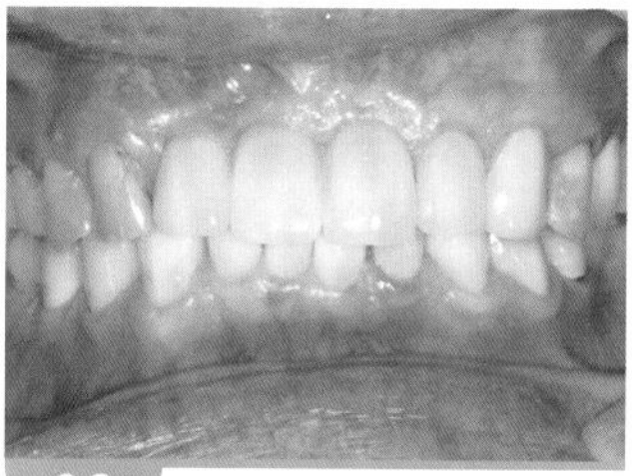

03 植牙後四個月，裝上假牙

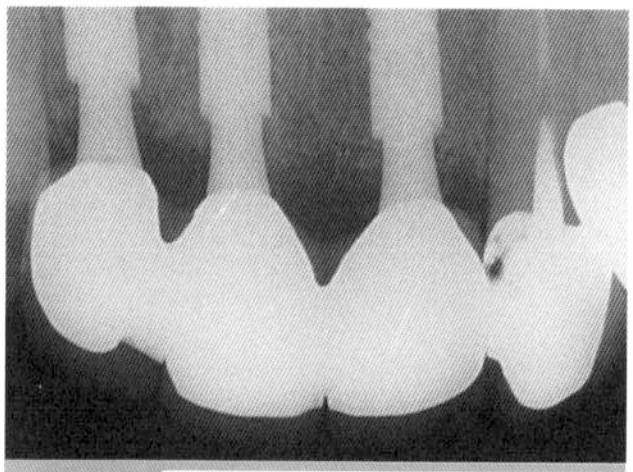

04 術後 X 光片

多顆植牙 CASE 06

六十三歲男性，下顎門牙區牙齒搖動，原來是嚴重牙周病

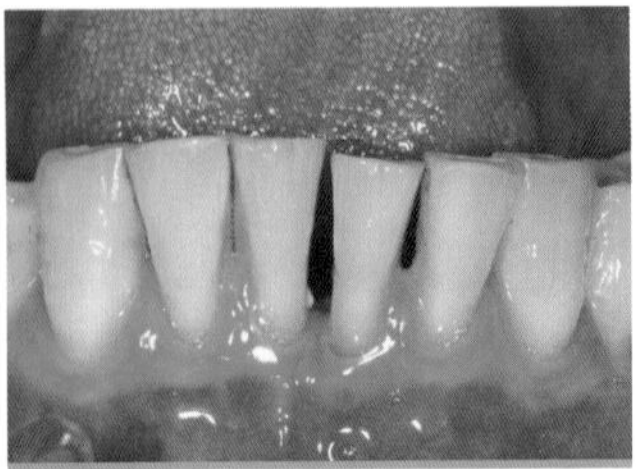
01 治療前

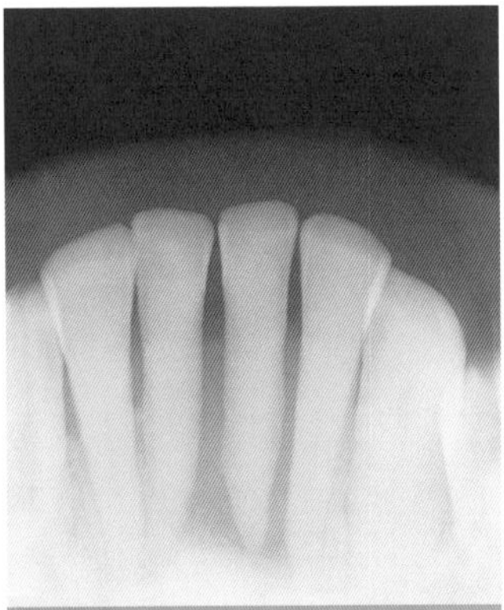
02 評估後，確定為牙周病，侵犯三顆牙齒需拔除

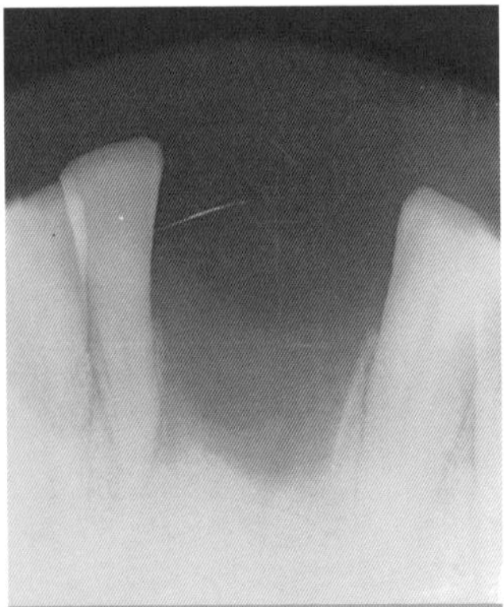
03 拔除後

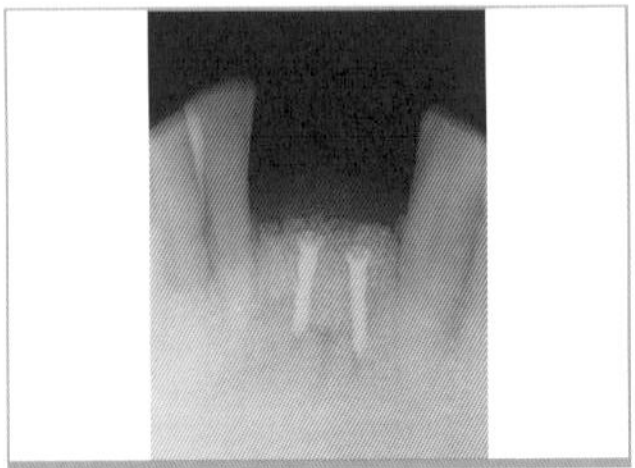
04 拔牙當天補骨

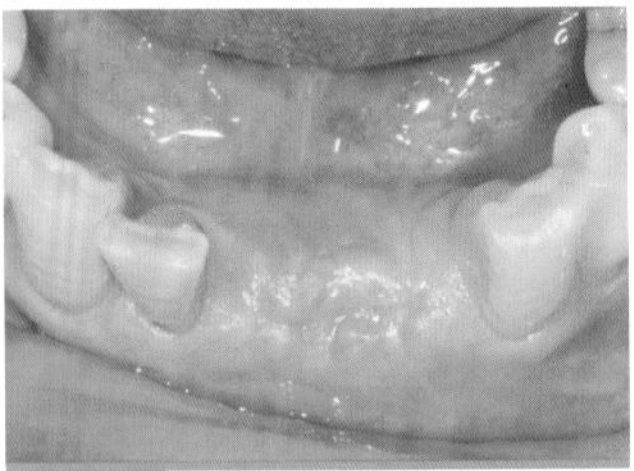
05 補骨後六個月

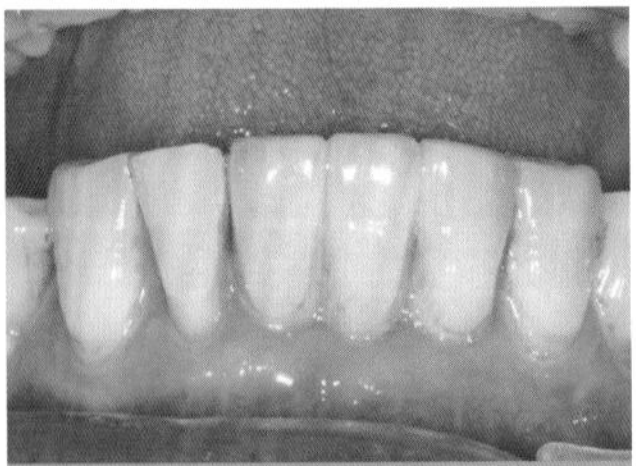
06 植牙後三個月，裝上假牙

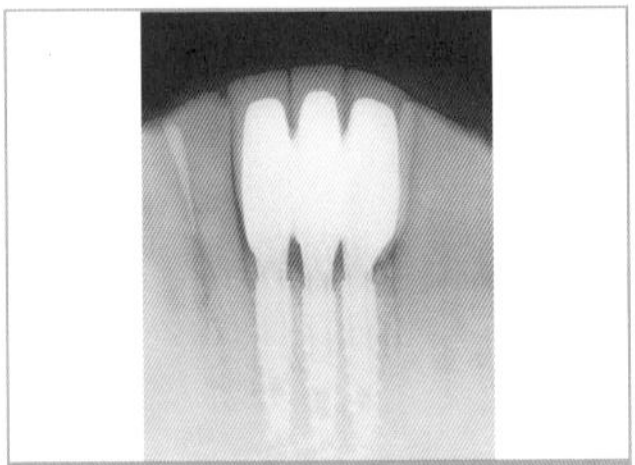
07 術後 X 光片

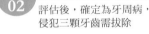

多顆牙橋
CASE
07
七十九歲男性，後牙區兩個不同系統植體，傾斜角度過大

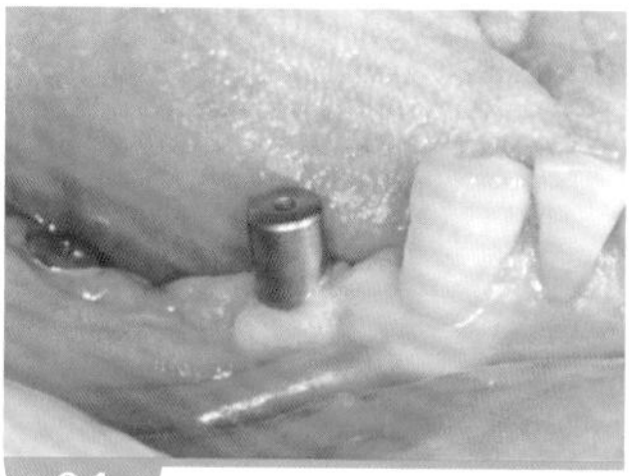
01 治療前

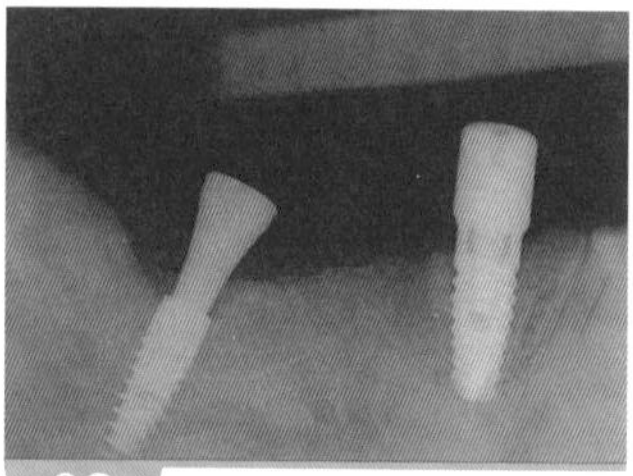
02 檢查 X 光片

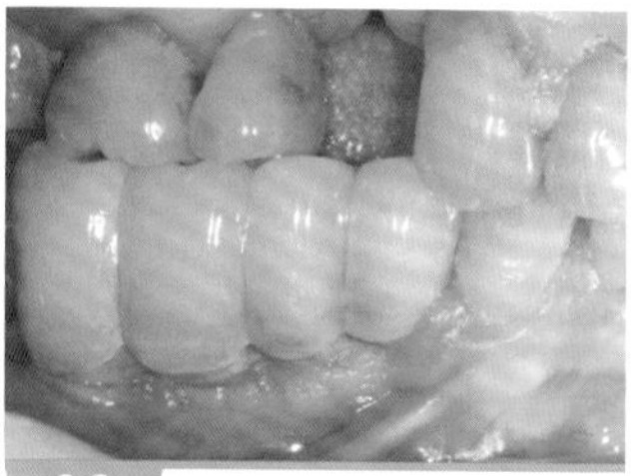
03 藉由冷銲技術，以及特殊零件，完成此困難假牙

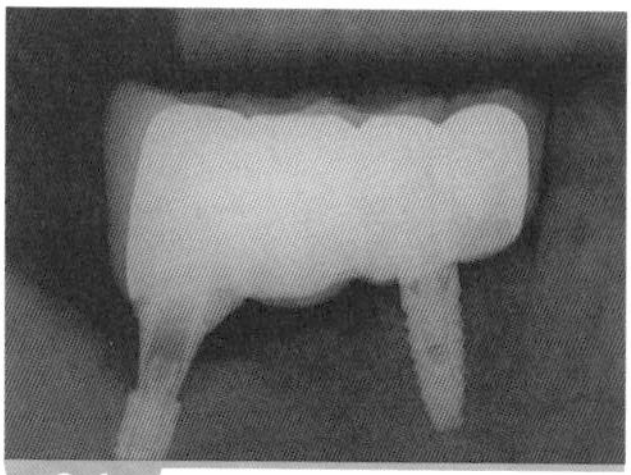
04 術後 X 光片

多顆牙橋 CASE 08

六十二歲男性，右下後牙區缺牙，尋求植牙解決咬合問題

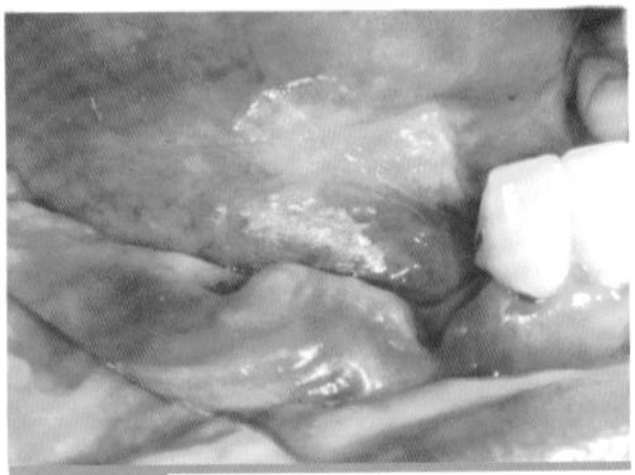

01 治療前

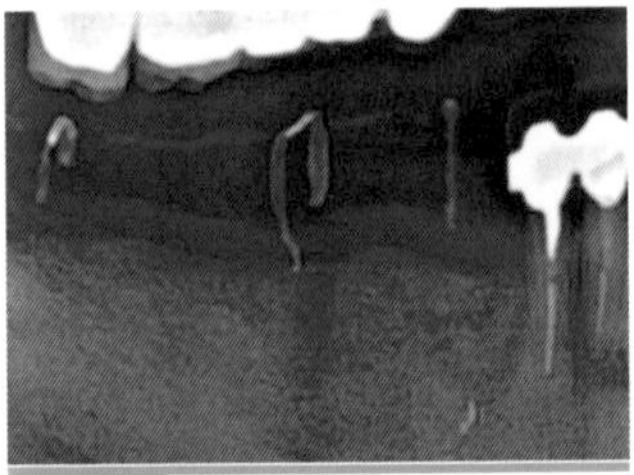

02 檢查 X 光片

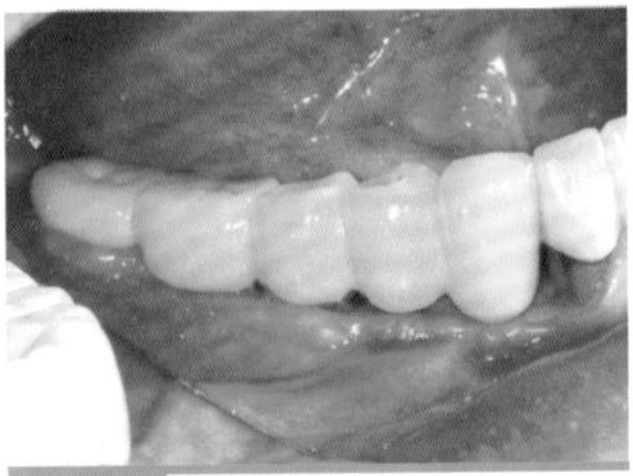

03 植牙後三個月，裝上假牙

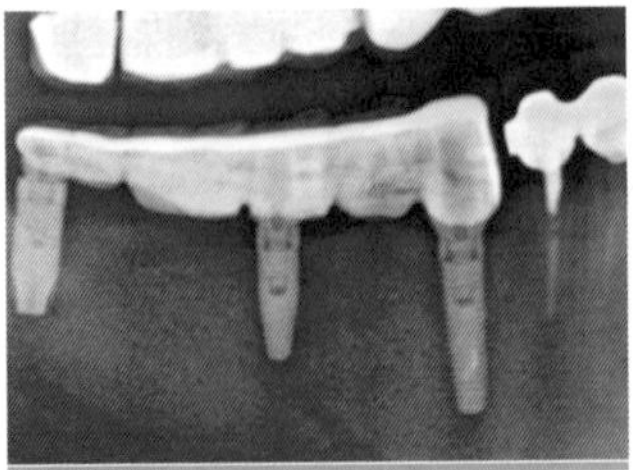

04 術後 X 光片

單顆植牙 CASE 09

五十六歲女性，缺左上第二小臼齒一年，尋求解決缺牙問題

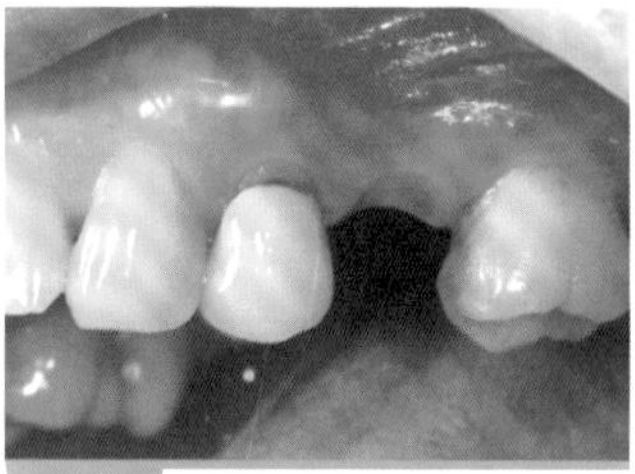

01 治療前

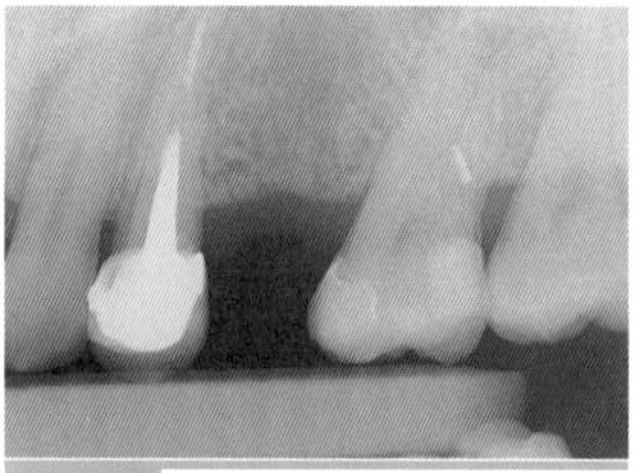

02 檢查 X 光片

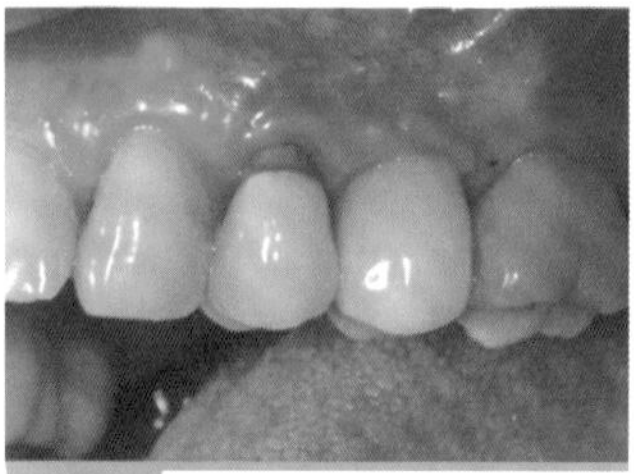

03 植牙後四個月，裝上假牙

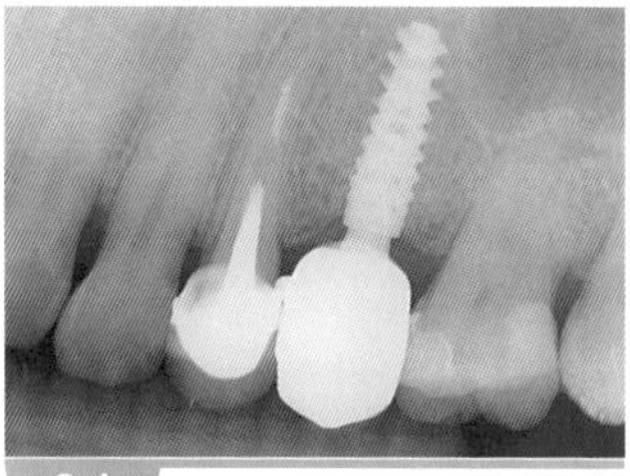

04 術後 X 光片

單顆植牙 CASE 10

三十九歲男性，右上正中門牙斷裂，尋求解決斷牙問題

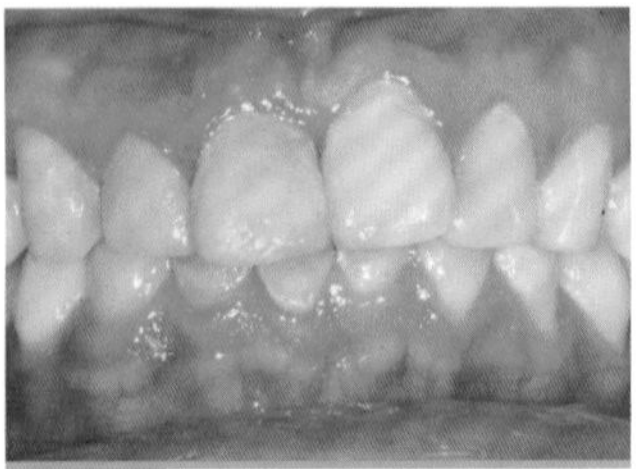

01 治療前

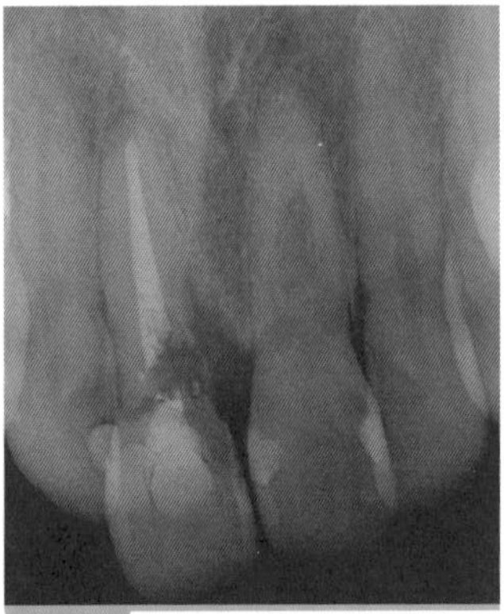

02 X 光片顯示牙齒斷裂

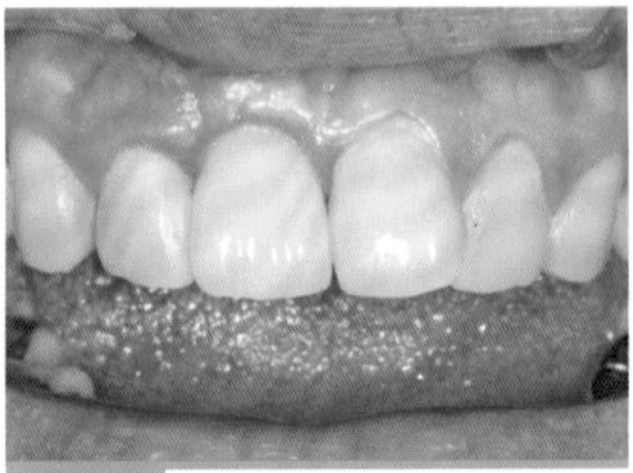

03 植牙後四個月，裝上假牙

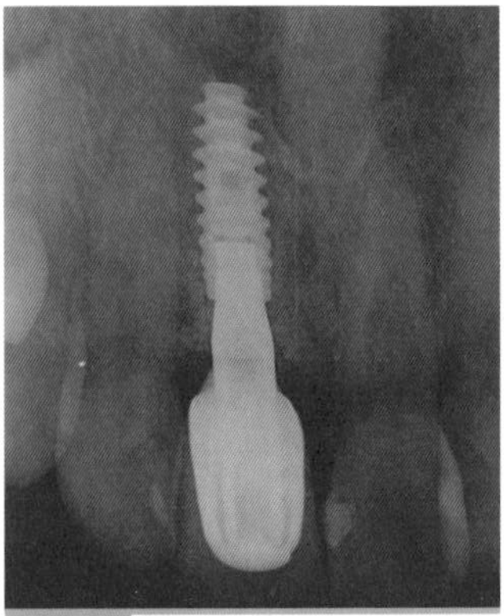

04 術後 X 光片

單顆植牙 CASE 11

三十八歲男性，右上正中門牙意外斷裂，尋求解決斷牙問題

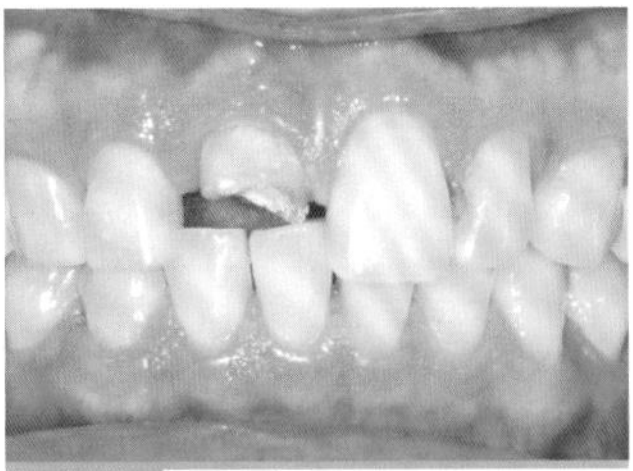

01 治療前

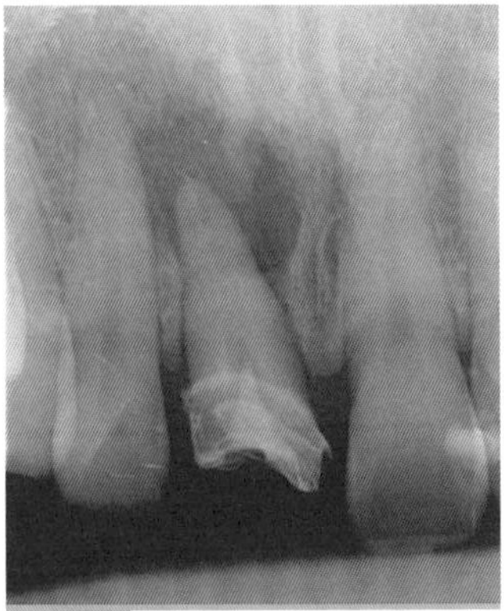

02 檢查 X 光片

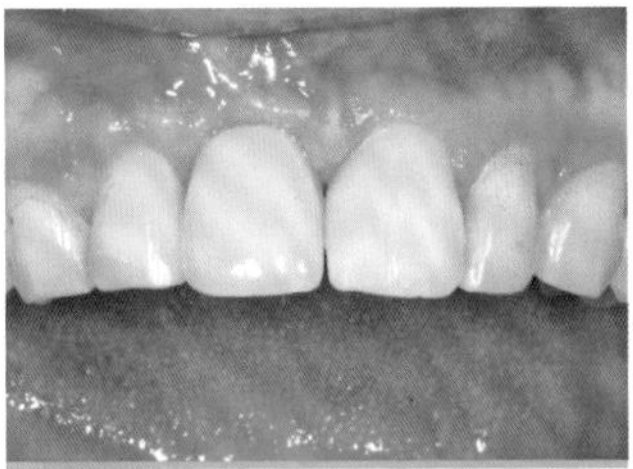

03 植牙後四個月，裝上假牙

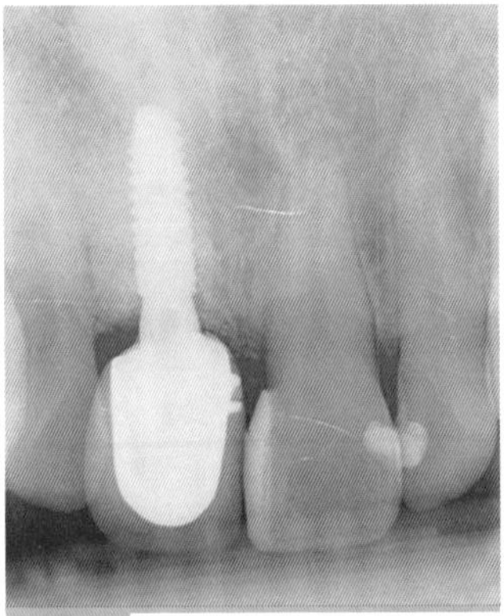

04 術後 X 光片

單顆植牙 CASE 12

六十歲女性，左下第一小臼齒假牙脫落，尋求解決

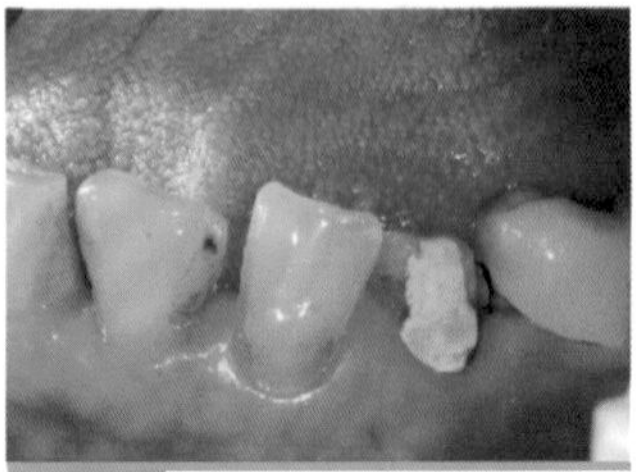

01 治療前

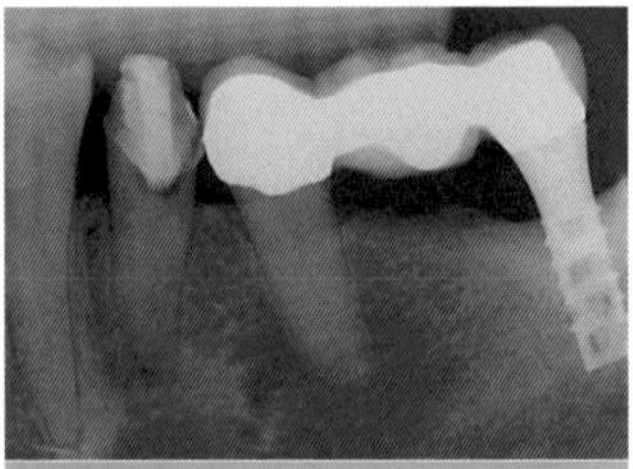

02 由於牙根過短，建議拔除、植牙

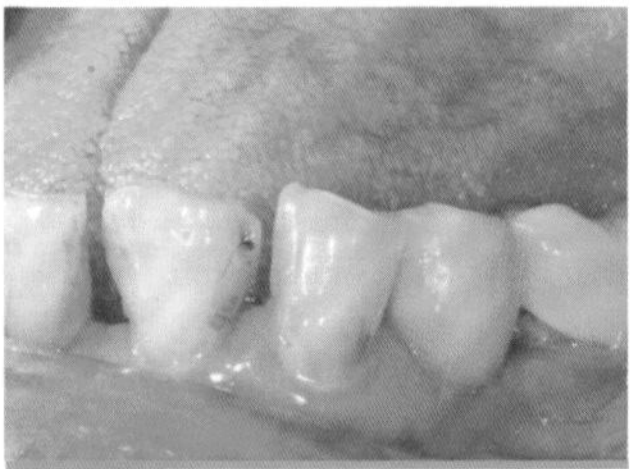

03 植牙後三個月，裝上假牙

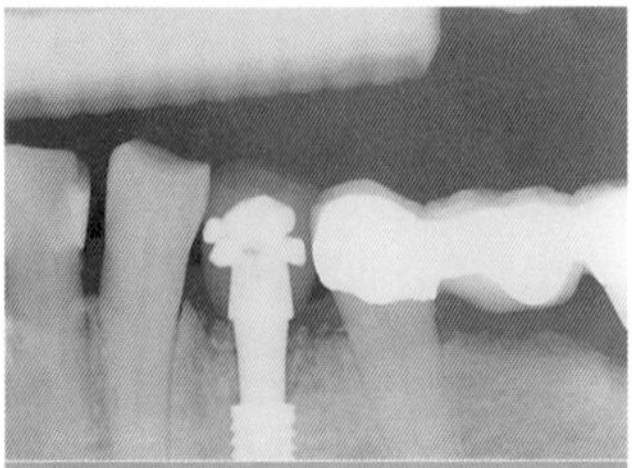

04 術後 X 光片

單顆植牙

CASE 13

六十六歲女性，左下第一大臼齒牙肉腫脹，尋求解決

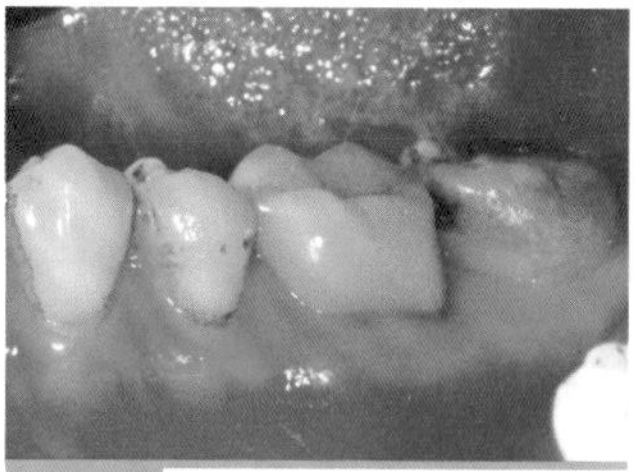
01 治療前

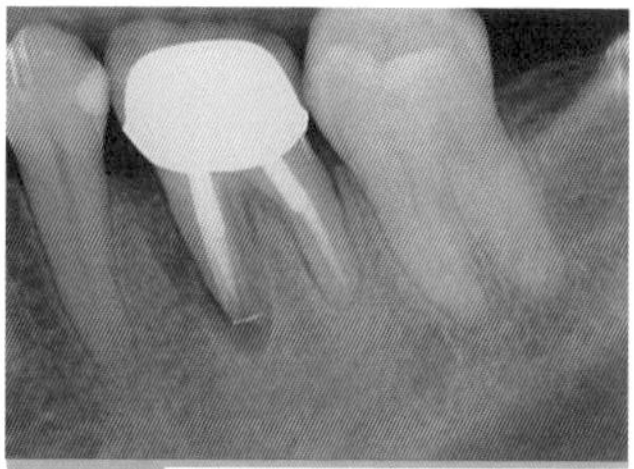
02 檢查後確診為牙根斷裂，建議拔除同時補骨

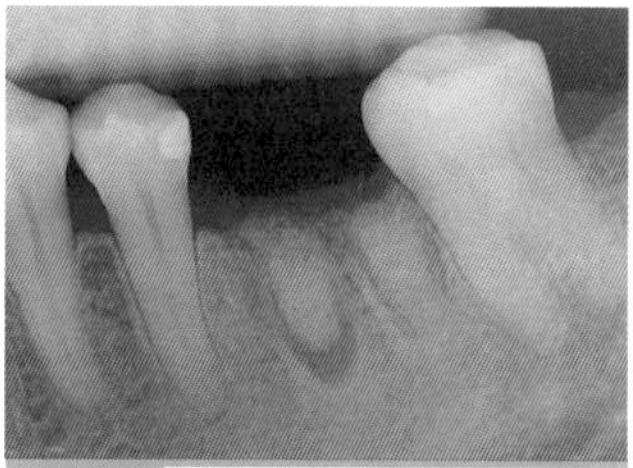
03 補骨後六個月，呈現大於百分之百的骨再生

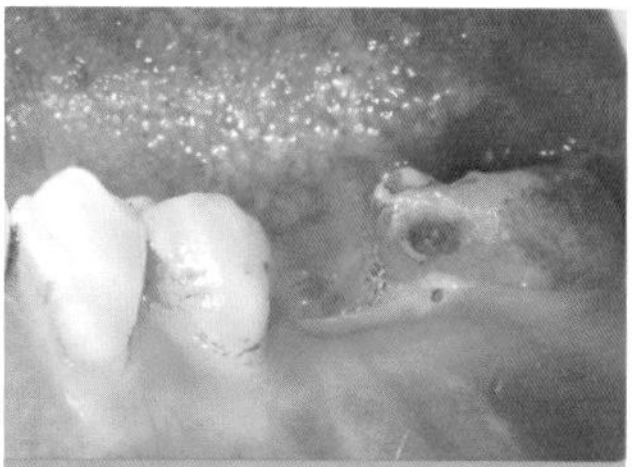
04 補骨後六個月的口內狀況

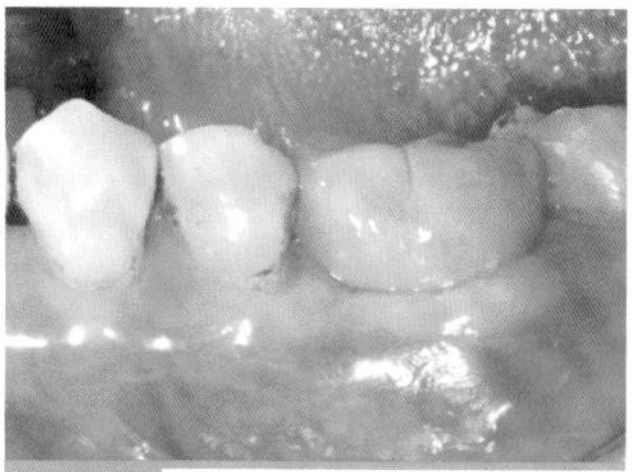
05 植牙後三個月，裝上假牙

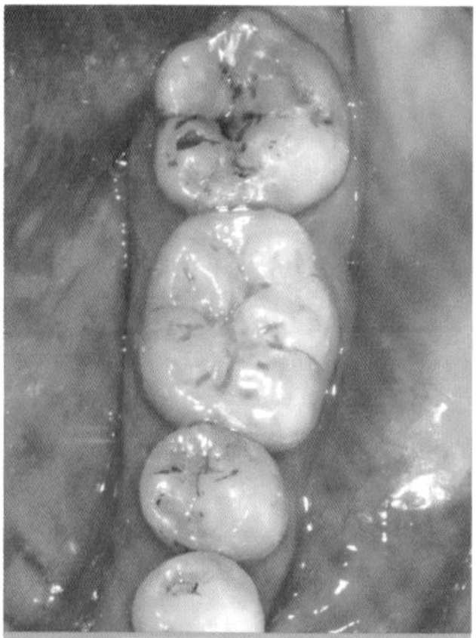
06 經過補骨，骨寬度較易維持

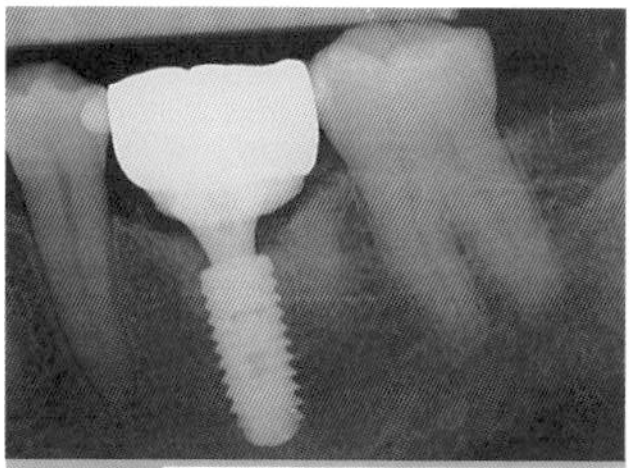
07 經過兩年，新生骨外層出現皮質骨

各種檢查的輻射量圖示

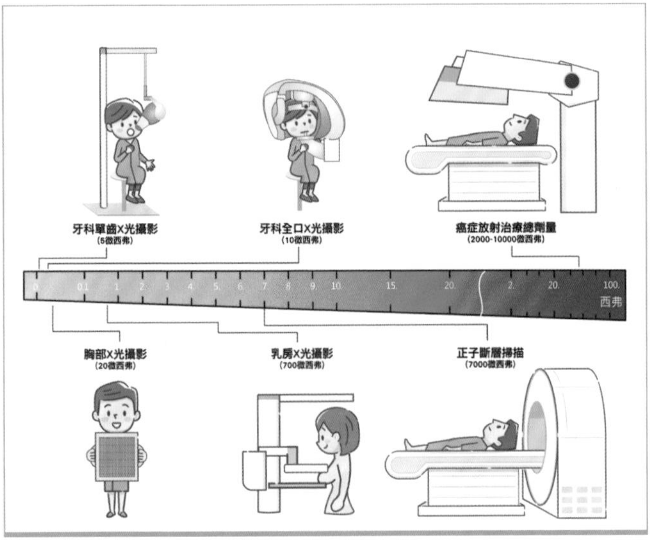

牙科的 X 光檢查劑量，遠小於其他部位的 X 光片，也比環境的長時間自然輻射還要更小，對於將要接受牙科檢查的患者，可以大大的放心。

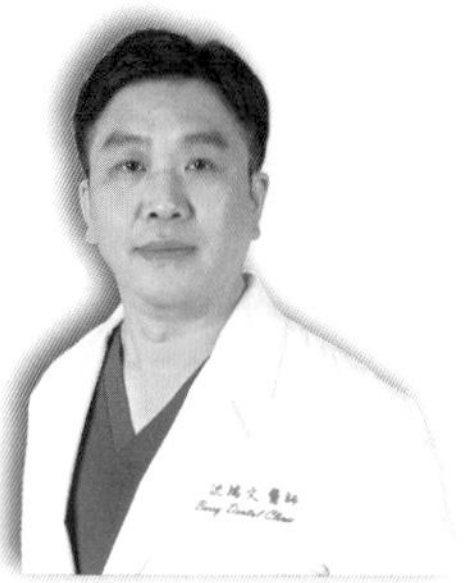

作者

沈瑞文 醫師

學歷

中國醫藥大學牙醫學士

德國法蘭克福大學植牙碩士班

貝瑞牙醫

一日植牙

現任

中國醫藥大學牙醫系校友會台北分會副會長

中國醫藥大學牙醫系校友會醫療團副團長

台灣齒科醫療團寮國團補牙組組長

台灣齒科醫療團印尼團團長

台灣亞太植牙醫學會（APAID）常務理事

台灣特殊需求者口腔照護學會專科醫師

亞太植牙美容醫學會專科醫師

中華民國牙醫師公會全國聯合會口衛委員會副執行長

中華民國牙醫師公會全國聯合會潔牙觀摩賽執行長

永和貝瑞牙醫診所負責人

新北市永和區秀朗國小校牙醫

新北市三峽區建安、大成、民義、有木國小（偏遠地區醫療）校牙醫

新北市牙醫公會八里療養院口腔醫療團醫師

榮譽、義診事蹟

新北市第二屆醫療公益獎唯一牙科得主

2008 蘭嶼為首發國內義診，開啟台灣義診不斷電之路——

新竹縣尖石鄉梅花村、苗栗縣泰安鄉象鼻村、苗栗縣泰安鄉錦水村、台中市和平區、花蓮縣壽豐鄉、屏東縣滿洲鄉、台東縣海端鄉、台東縣延平鄉、台東縣蘭嶼鄉義診。

2011 第一次國際義診，選擇最難去的非洲邦交國聖多美普林西比、非邦交國加彭的史懷哲醫院，開啟醫療 NGO 之路——

總共去過泰國、緬甸、寮國、尼泊爾、越南、印尼、外蒙古、加彭（非洲）、聖多美普林西比（非洲）等國義診。

國家圖書館出版品預行編目 (CIP) 資料

「植」得一口好牙：安心植牙大小事 / 沈瑞文作. -- 第一版. -- 臺北市：博思智庫，民 109.08 面；公分

ISBN 978-986-99018-2-6(平裝)

1. 牙科植體

416.955 109008972

預防醫學 28

「植」得一口好牙

安心植牙大小事

作　　者｜沈瑞文
主　　編｜吳翔逸
執行編輯｜陳映羽
專案編輯｜李子昕
資料協力｜陳瑞玲
校　　稿｜李奕珉、沈彩惠、楊佳芸
攝影繪圖｜宇喬創意廣告設計有限公司
美術主任｜蔡雅芬

發 行 人｜黃輝煌
社　　長｜蕭艷秋
財務顧問｜蕭聰傑
出 版 者｜博思智庫股份有限公司
地　　址｜104 台北市中山區松江路 206 號 14 樓之 4
電　　話｜(02) 25623277
傳　　真｜(02) 25632892

總 代 理｜聯合發行股份有限公司
電　　話｜(02)29178022
傳　　真｜(02)29156275

印　　製｜永光彩色印刷股份有限公司
定　　價｜320 元
第一版第一刷　西元 2020 年 08 月

ISBN 978-986-99018-2-6

博思智庫股份有限公司
博思智庫粉絲團　Facebook.com/broadthinktank